サクセス管理栄養士・栄養士養成講座

2024年版

公衆衛生学
健康管理概論

社会・環境と健康

監修　一般社団法人　全国栄養士養成施設協会
　　　公益社団法人　日本栄養士会

著者　武山英麿
　　　伊藤央奈

JN098164

第一出版

著者紹介 （執筆順）

武 山 英 麿　　愛知淑徳大学健康医療科学部健康栄養学科教授

伊 藤 央 奈　　郡山女子大学家政学部食物栄養学科准教授

監修のことば

　栄養の専門職には，保健，医療，福祉，教育等の分野における学術の進歩や，社会の変化，国民の要請に的確に対応し，人々の健康やQOLの向上に貢献すると同時に，日本の栄養改善の知見を世界と共有し，持続可能な開発目標（SDGs）に沿った社会の実現に貢献することが求められています。その要求に応えるのが，高度な専門性と人間性，倫理性を併せ持つ管理栄養士・栄養士です。

　日本の栄養士は，1924年の私立栄養学校の開設に始まり，第2次世界大戦前の栄養改善の時代，戦後の栄養欠乏対策の時代，高度経済成長期に顕著となった非感染症疾患対策の時代を経て，近年では低栄養と過栄養の栄養不良の二重負荷という複雑化した栄養課題に対処してきました。管理栄養士，栄養士は，100年にわたり国民生活の向上と社会の発展に寄与してきたのです。その間，栄養士資格は，1945年の栄養士規則および私立栄養士養成所指定規則公布を経て，1947年公布の栄養士法により法制化されました。以後，国民の栄養状態の変化に対応すべく，幾度かの法改正が行われ，1962年の一部改正では管理栄養士の資格が「栄養士のうち複雑または困難な栄養の指導業務に従事する適格性を有するもの」として新設されました。

　その後，2000年の法改正において，「21世紀の管理栄養士等あり方検討会報告書」を受け，管理栄養士は，「人間栄養学に基づいた対象者の栄養状態の評価に基づいた栄養管理と指導を行う」，栄養士は，「調理，献立と一般的な栄養指導を行う」と定義され，その役割が明確化されました。管理栄養士資格は登録制から免許制に変更され，国家試験の受験資格も見直され，今日に至っています。

　この改正の趣旨に合わせて，管理栄養士の養成カリキュラムは，"専門基礎分野"として「社会・環境と健康」，「人体の構造と機能及び疾病の成り立ち」，「食べ物と健康」が位置づけられ，"専門分野"として「基礎栄養学」，「応用栄養学」，「栄養教育論」，「臨床栄養学」，「公衆栄養学」，「給食経営管理論」が位置づけられるとともに，生理学，生化学，解剖学，病理学，臨床栄養学などの医学教育が重視され，臨地実習の内容も対人業務の実習が重視されることとなりました。これらの教育が実を結び，2023年の医療法施行規則改正により，管理栄養士・栄養士は医療従事者であることが厚生労働省より告示されました（施行は5月1日）。

　また，管理栄養士・栄養士養成のための栄養学教育モデル・コア・カリキュラムや，その活用支援ガイドが作成され，管理栄養士国家試験出題基準も最新の知見を取り入れ，数度の改定が行われています。

　本シリーズ（サクセス管理栄養士・栄養士養成講座）は，最新のカリキュラムや国家試験出題基準準拠の問題に合わせ適宜改訂を行い，重要なキーワードの解説や要点がコンパクトにまとめられています。多くの方々が日々の学習書として活用されることを，強く希望いたします。

2024年1月1日

一般社団法人 全国栄養士養成施設協会

会長　滝川　嘉彦

公益社団法人 日本栄養士会

代表理事会長　中村　丁次

目次

7 保健・医療・福祉の制度 ─────────────────── （武山英麿）117

○Column 目次

本書について

色文字①：重要語

色文字②：両側の欄に解説のある語

◀：このマークがある場合は，第33～37回の管理栄養士国家試験に出題された内容が含まれています。

例）◀37-14：第37回問題14

1 社会と健康

Ⓐ 健康の概念

健康の概念は，時代や地域，文化，社会状況などの影響を受け，さまざまに変化してきた。現在では，WHO（世界保健機関）憲章（1946 年）の前文に示された健康の定義が世界的に用いられている。

ⓐ 健康の定義

● **WHO 憲章の前文**　「健康とは，身体的・精神的ならびに社会的に完全に良好な状態であって，単に疾病や虚弱でないということだけではない。」
(Health is a state of complete physical, mental and social well-being and not merely the absence of disease or infirmity.)

　上記の定義に加えて，「最高の健康水準を享受することは，人種，宗教，政治的信念または経済的もしくは社会条件の差別なしに万人が有する基本的人権の一つである。万人の健康は，平和と安全を達成する基礎であり，個人と国家の完全な協力に依存する」としている。

　これらの定義はやや抽象的ではあるが，健康を身体的・精神的な面からだけでなく，社会的な面からも包括的に捉え，健康の理想像を示したものとして高く評価されている。

● **日本国憲法第 25 条**　「すべて国民は，健康で文化的な最低限度の生活を営む権利を有する。国は，すべての生活部面について，社会福祉，社会保障及び公衆衛生の向上及び増進に努めなければならない」

ⓑ 健康づくりと健康管理

　感染症から慢性疾患へと疾病構造が大きく変化し，疾病予防と健康増進の手段として，栄養・食生活，身体活動，休養，喫煙，飲酒などの生活習慣の改善が重要になってきた。健康の捉え方も，かつての健康を疾病の対立概念とするいわゆる「消極的健康」から，社会参加や精神的な安寧などの QOL（quality of life；生活の質）も含めた「積極的健康」へと変化した（**図1-1**）。また，2020 年からは新型コロナウイルス感染症（COVID-19）が世界に蔓延し，感染症の発症・重症化予防も

| 消極的健康 | 健康の対立概念として疾病を位置付け，疾病がないことを「健康」とする考え方 |
| 積極的健康 | WHO 憲章でも示されている，包括的な意味での「健康」。理想的な健康状態（well-being）を志向する考え方 |

図1-1　健康に対する考え方の方向

念頭に置いた取り組みが重要になった。

21世紀に入り，国民健康づくり運動である「健康日本21」（p. 63，5-A-c）が展開され，平均寿命とともに健康寿命の延伸が重要視されるようになるなど，健康づくりの考え方とその施策も変化を遂げてきた。地域，学校，職場では，施策や法律に基づく健康管理体制が整備され，人々の健康の維持増進に大きく寄与してきた。

これからの健康づくりは，一人ひとりが健康的な生活習慣のあり方を理解し，主体的に取り組むとともに，行政や専門家による健康生活につながりやすい環境づくりと，人々のつながりと地域社会の活動を通した健康づくりも重要な要素となる。

B 公衆衛生の概念

a 公衆衛生と予防医学の歴史

1 外国における歴史（表1-1）

公衆衛生の歴史は，紀元前5000年頃，文明の栄えた都市で，下水道の整備が行われた記録があり，当時から生活環境と疾病の関係は，社会における大きな関心事であったと推察できる。医療においては，紀元前400年頃，ヒポクラテスが，それまでの呪術的医療と異なり，健康・病気を自然の現象と考え，科学に基づく医学の基礎を作った。1700年，ラマッチーニは職業と病気の関係を研究し「働く人々の病気」を著した。18世紀に入り産業革命が起こると，都市に人口が集中し生活環境が悪化するなか，チャドイックとサイモンは，生活環境の悪化と疾病との関係を報告し，イギリスではじめての公衆衛生法を成立させるきっかけをつくった。19世紀から20世紀にかけては，人の移動が活発になり，感染症が流行した。スノウはコレラの疫学調査から原因を推定し，流行を阻止した。その後，細菌学が進歩し，コッホによってコレラ菌が発見されるなど，多くの細菌が発見された。

また，ジェンナーによる種痘法の確立以来，予防接種による感染症の予防が可能となり，その後の抗生物質の登場によって，感染症は一掃された。現代に至っては，生活習慣を背景とした慢性疾患が先進国で死因の上位を占める一方で，途上国では未だ感染症をはじめとした生活環境の悪化に起因する健康問題を抱えており，WHOなどの国際機関を中心とした国際協力による公衆衛生活動が行われている。

2 日本における歴史（表1-1）

日本の歴史をさかのぼると，701年の大宝律令に日本で最初の医療制度とされている「医疾令」が定めらた。江戸時代までは，儒教や東洋医学（漢方）を基本にした医療が行われ，1713年に貝原益軒が著した「養生訓」は，健康を保つための生活のあり方を述べた優れた書物として知られている。明治時代入ってからは，医療制度や衛生行政に関する各種規定を定めた日本の法令である医制が公布された。日本で本格的な公衆衛生活動が行われるようになったのは，第二次世界大戦後で，GHQ（連合国軍総司令部）の強力な指導の下に，衛生行政機構や衛生法規の整備が行われ，現在に至っている。

表1-1 公衆衛生の歴史

年	世　界	日　本
BC400	ギリシャ：ヒポクラテス（医学の父）	
AD200 頃	ローマ：給水設備，医療制度などの普及→疫病の予防に貢献	
701		大宝律令（日本最古の医事制度）
1300 年代	ヨーロッパ：ペスト流行	
1700	『働く人々の病気』（ラマッチーニ著）→職業病について詳述	
1713		『養生訓』（貝原益軒著）→儒教を基本とした健康観
1798	ジェンナーが種痘法開発→天然痘の予防に成功『人口論』（マルサス著）→過剰人口による貧困問題を指摘	
18c-19c	西ヨーロッパ：産業革命→労働の場での健康問題，環境改善の必要性	
1843	『イギリス労働者階級の衛生状態』（チャドウィックら）→健康調査により労働者の健康状態が明らかになる	
1853		開国による外来伝染病の流行
1854	イギリス：スノーによるコレラの疫学的研究	
1858		伝染病予防施設として神田お玉が池に種痘所が設立
1874		医制の公布
1876	ペッテンコッファーがミュンヘン大学に初めて衛生学講座を開講	
1882	コッホが結核菌を発見	
1883	コッホがコレラ菌を発見→伝染病のメカニズムの解明が進む	
1884		『脚気の原因と予防』（高木兼寛著）
1894 頃		工業化進む→都市環境の悪化
1897		志賀潔が赤痢菌を発見，伝染病予防法制定
1904 頃		工業の発展→劣悪な労働条件→救済，保護の必要性高まる
1906		医師法・歯科医師法制定
1919	国際労働機関（ILO）設立	結核予防法（旧）制定
1923	ウィンスローが論文，著作などにより公衆衛生学の基礎を築く	
1925 頃		女工の帰郷などで結核が蔓延
1937		保健所法（旧）制定，保健所創設
1938		厚生省設置
1944 頃		戦争の影響で，国民の栄養状態などが悪化
1945		終戦
1947		保健所法（新），労働基準法，食品衛生法，児童福祉法制定労働省設置〈この頃の公衆衛生問題：急性伝染病，結核，母子保健，都市清掃問題〉
1948	世界保健機関（WHO）設立	医師法（新）・歯科医師法（新），医療法，予防接種法制定
1951		WHO，ILO に加盟，結核予防法（新）制定〈この頃（高度成長期）の公衆衛生問題：成人病，精神保健，公害対策〉
1961		国民皆保険の実現
1964	世界医師会がヘルシンキ宣言発表	〈この頃の公衆衛生問題：イタイイタイ病，水俣病問題〉
1972		労働安全衛生法制定
1978	プライマリヘルスケア国際会議→アルマ・アタ宣言	
1980	WHO 痘瘡撲滅宣言	
1981	初の AIDS 患者がアメリカで報告される	
1982		老人保健法制定
1986	ヘルスプロモーション国際会議→オタワ憲章	
1993		環境基本法制定
1994		保健所法が地域保健法に改正
1996		生活習慣病の概念が導入される。二次予防から一次予防へ
1997	気候変動枠組条約第3回締約国会議（京都）→京都議定書	介護保険法制定
1998		伝染病予防法が感染症法に改正
2000		介護保険制度開始
2002		健康増進法制定
2008		老人保健法が高齢者医療確保法に改正後期高齢者医療制度開始特定健康診査・特定保健指導開始
2015	気候変動枠組条約第21回締約国会議（パリ）→パリ協定採択	
2020	WHO 新型コロナウイルス感染症（COVID-19）のパンデミックを表明	

◀ 33-1

b 公衆衛生の定義と目的

● **公衆衛生の定義**　種々の提案がされてきたが，現在最も広く用いられているのは，ウィンスロー（Winslow, C-E.A., 1877 ～ 1957 年）が提唱した次のものである。「公衆衛生とは，組織的な地域社会の努力を通じて疾病を予防し，寿命を延伸し，身体的および精神的健康と，能率（efficiency）の増進を図る科学であり，技術である」

● **公衆衛生活動とは**　疾病予防，感染症対策，健康増進，医療，リハビリテーション，環境衛生，衛生教育，社会保障制度の改善など。

● **公衆衛生の目的**　公衆衛生では，対象とする地域に住むすべての人々の① QOLを向上し，②疾病を予防し，③健康を維持・増進することを目的としている。

　公衆衛生学の特徴は，次の通りである。①一個人ではなく，社会で生活する人々を対象とする，②疾病の予防を重視している，③人々と社会・環境の関わりを研究し，社会的制度など実践的な社会活動を行う。

◀1 37-1 ## c 公衆衛生と予防医学；一次・二次・三次予防[1]

　疾病の予防と健康増進を図る医学の一分野が，予防医学である。疾病は，進行段階から感受期・疾病前期・疾病後期に分けられる。各段階への対策として，一次予防，二次予防，三次予防が考えられている（**表1-2**）。

・一次予防：疾病や健康障害の発生防止と健康増進。非特異的な疾病予防である健康増進と特異的な疾病予防である特異的予防の2つに分けられる。
・二次予防：疾病の早期発見・早期治療による進展の防止。健診または検診の実施。
・三次予防：適切な治療・指導による疾病の悪化予防と治癒。機能障害の防止，リハビリテーションなど。

◀2 33-1 ## d プライマリヘルスケア[2]

1 プライマリヘルスケア（PHC；primary health care）

　WHO が提唱する，主に開発途上国における総合的な保健医療活動の理念である。1978 年9月に旧ソ連のアルマ・アタ（Alma-Ata）で開催された WHO・UNICEF 国際会議において，「アルマ・アタ宣言」としてその考え方が発表された。

2 アルマ・アタ宣言

　先進国と開発途上国との間に存在する健康状態の格差に対して，「2000 年までにすべての人々に健康を」（Health for All）のスローガンを掲げ，そのための戦略として，プライマリヘルスケアの概念を示した（**表1-3**，**表1-4**）。

e ヘルスプロモーション◀

　ヘルスプロモーションは，1986 年に開催された第1回ヘルスプロモーション国際会議（カナダのオタワで開催）で WHO が発表したオタワ憲章に示された概念で，

表1-2 疾病の自然史と予防段階

予防段階	一次予防		二次予防	三次予防	
疾病の自然史					
病　期	感受期		発症期	有病期	回復期または障害期
目　的	疾病予防と健康増進		健康障害の進展防止	社会復帰，生活の質（QOL）の向上	
対　策	●健康増進 　健康教育，健康相談，栄養教育，栄養相談，運動教室，環境整備など ●特異的予防 　予防接種，事故防止，アレルゲン対策など		●早期発見・早期治療 　健康診断，各種検診 　スクリーニング検査 　適切な医療など	●機能障害防止 　再発防止，後遺症予防など ●リハビリテーション 　機能回復訓練，作業療法など	

表1-3 アルマ・アタ宣言における
　　　　プライマリヘルスケアの概念

①地域社会および国が**自助と自決**の精神に則り行う。
②地域社会および国が**負担可能な範囲内の費用**で行う。
③地域社会の個人または家族の十分な参加を通じて**普遍的に利用できる**。
④実用的で科学的に適正で，かつ社会的に受け入れられる手法と技術に基づくものである。

注）太字部分が主なポイントである。

表1-4 プライマリヘルスケアの具体的な内容

①地域社会における主要な保健問題の予防とそのための教育
②食料の供給と適正な栄養摂取の推進
③安全な水の十分な供給と基本的な環境衛生
④家族計画を含む母子保健サービス
⑤主要な伝染病に対する予防接種
⑥地方流行病の予防と制圧
⑦一般的な疾病や傷害への適切な処置
⑧必須医薬品の準備

プライマリヘルスケアとともに "Health for All" 実現のための柱である。

1 ヘルスプロモーションの定義

「人々が自らの健康をコントロールし，改善できるようにするプロセス」

2 ヘルスプロモーションの背景

　開発途上国での保健医療活動の理念としてプライマリヘルスケアが提唱されたが，先進国においては，疾病構造の変化に伴い，生活習慣病などの慢性疾患が大きな問題となってきた。そのため，ヘルスプロモーションの概念によりこの問題に対応することとした。

3 ヘルスプロモーションの主な内容

○健康は「生きる目的ではなく，毎日の生活のための資源である」とされ，「単なる肉体的な能力に限らない積極的な概念である」としている。

○ヘルスプロモーションのためのオタワ憲章における，健康のための基本的前提条件，戦略，活動方法を**表1-5**に示す。そのうち，戦略については，次の3つが重要とされた。

①唱道（advocacy）：政治，経済，文化，環境など健康に関わる諸要因を望ましい条件に整えていくこと。

②能力の付与（enabling）：人々が主体的に健康に関する能力を高めること。

表1-5 ヘルスプロモーションのためのオタワ憲章の概念

目　的	「すべての人に健康を」の実現
健康のための前提条件	平和，住居，教育，食物，収入，安定した生態系，持続可能な生存のための資源，社会的公正と公平性
3つの戦略	唱道，能力の付与，調停
5つの活動方法	健康的な公共政策づくり，健康を支援する環境づくり，地域活動の強化，個人技術の向上，ヘルスサービスの方向転換

　　　③調停（mediation）：保健分野にとどまらず，社会に関わるあらゆる分野が協力し，活動の調整を行うこと。
　○ヘルスプロモーションは，健康教育，健康施設の整備などによって，よりよいライフスタイルを確立し，住民・国民自らが参加することにより，健康をコントロールする能力を高めていく活動といえる。

４ 日本のヘルスプロモーション活動

　「21世紀における国民健康づくり運動（健康日本21）」が，平成12（2000）年から12年計画で展開された。これは平成22（2010）年からの最終評価を経て，平成25（2013）年度より実施の健康日本21（第二次），そして，令和6（2024）年度より実施の健康日本21（第三次）へとつながっている。産業保健の分野では，厚生労働省を中心に，昭和63（1988）年からすべての労働者に対する健康教育，健康相談などを行う総合的な健康増進対策として，「**トータル・ヘルスプロモーション・プラン（THP）**」を展開している（p.160，Column参照）。

トータル・ヘルスプロモーション・プラン（THP）
昭和63年から厚生労働省により始められた健康保持増進対策。産業医による健康診断の結果に基づき，運動指導担当者などの健康づくりスタッフが，すべての労働者には運動指導，保健指導を，特に必要な労働者には心理相談，栄養指導を行う。

◀36-1

ｆ 公衆衛生活動の進め方；リスクアナリシス，マネジメントサイクル，地域診断 ◀ ⋯⋯⋯⋯⋯⋯⋯⋯⋯⋯⋯⋯⋯⋯⋯⋯⋯⋯

１ リスクアナリシス

　リスクアナリシス（リスク分析）は，環境または食品中に存在する危害要因（ハザード）の有害作用の程度と発生確率から健康に及ぼす程度を見積もり（リスク評価），リスク回避に向けて対策を講じ（リスク管理），関係する人々と情報交換・意見交換を行う（リスクコミュニケーション）の3つの要素からなる管理手法である。

２ マネジメントサイクル

　公衆衛生の目標(p.4，B-b参照)を達成するためには，公衆衛生活動を図1-2のような過程で行う。つまり，公衆衛生活動の企画を立て(plan)，実施し(do)，その成果を評価し（check），評価結果をフィードバックし，次の活動を改善していく(action)という過程である。これらの頭文字を取って，PDCAサイクルとも呼ばれる。

　●**地区診断**　　地域診断とは，「公衆衛生を担う専門家が，地区活動を通して地域課題を明らかにし，地区活動を通して個人のケアに留まらず，集団あるいは地域を対象にケアを行い，地域課題を軽減・解消していく一連のプロセスである。」と定義されている。すなわちPDCAサイクルを展開するなかで，当該地域に関するあらゆる情報から顕在的・潜在的な健康に関連するニーズと課題を明らかに

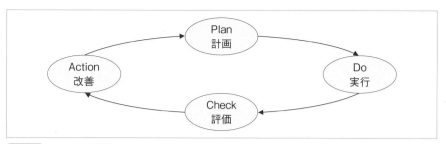

図1-2 公衆衛生活動の過程（PDCA サイクル）

表1-6 公衆衛生活動の評価

段　階	評価の内容
地区診断・ 対策の樹立	●ニーズの把握が適切であったか。 ●活動内容，目標，スケジュール設定が適切であったかなど。
対策の実施	●活動が適切に行われているか。　　●問題点への解決は適切であるかなど。
評　価	●公衆衛生活動を実施した群（介入群）と実施しない群（比較対照群）を設定し比較する。 ●活動に要した費用と活動の結果から評価する（経済的評価）。費用-効果分析[*1]，費用-効用分析[*2]，費用-便益分析[*3] などがある。

注）[*1] 費用-効果分析（CEA；cost-effectiveness analysis）
　　例：その医療は，患者に害以上の良い結果をもたらしたか。
　　　　投じた費用（C，治療薬など）によって，患者の生存年数が延長（E）した。　→C/E
　　[*2] 費用-効用分析（CUA；cost-utility analysis）
　　例：生存年数の延長だけでなく，生活の質（QOL）も考慮した場合，その上昇（U）につながったか。　→C/U
　　[*3] 費用-便益分析（CBA；cost-benefit analysis）
　　例：得られた利益は費用を正当化できるかを金額で評価する。
　　　　純便益：総便益－総費用（または費用/便益の比）

し，これによって導かれる公衆衛生活動の目的・目標，計画，実施，評価の一連のプロセスと結び付けて行われる専門的判断と技術である。

●**対策の樹立**

○地域診断によって明らかになった地域課題，健康課題の優先順位を決定。他の健康問題と比較して，当該健康問題が優先されるべきか，対策を実施していくべきかどうかなどを再確認する。

○費用と資源を見積もる。

●**対策の実施**

○計画に沿って対策を実施する。

○実施中に問題が起こった場合は，その都度原因を追究し，解決に当たる。

●**評価**

○上記の各段階および活動終了時に適切な評価を行うことが，根拠ある地域公衆衛生活動には不可欠である。

○公衆衛生活動の各段階で用いられる評価方法を，**表1-6**にまとめた。

保健施策上の疾病予防の戦略としては，ハイリスクアプローチとポピュレーションアプローチといった考え方がある。

9 予防医学のアプローチ；ハイリスクアプローチ，ポピュレーショ
　　ンアプローチ，予防医学のパラドックス

1　ハイリスクアプローチとポピュレーションアプローチ（図1-3）

　予防医学のアプローチとして，より重要なことは，疾病の発症要因の曝露軽減と，発症リスクの高い者への早期の介入である。

　ハイリスクアプローチとは，健康診断などで異常値を示した者やハイリスクの生活習慣を有する者に焦点を当て，保健施策を実施することで疾病予防をはかる方法である。一方，ポピュレーションアプローチとは，ハイリスク者だけでなく，検査値が境界にある者や，正常値を示す者も含めて，集団全体に対して，リスク軽減のために働きかける介入方法である。

　ハイリスクアプローチは，対象を絞り込むため，費用対効果に優れており，個人への効果が期待できるが，効果が限定的である。

　ポピュレーションアプローチは，集団全体に働きかけが行われるため，効果が全体に及びリスク軽減効果大きいが，個人への効果は低く，かつ効果を定量化することが難しいなどの特徴がある。

2　予防医学のパラドックス

　予防医学のアプローチとして，対象者を絞り込むハイリスクアプローチが，一定の効果が期待できるため，これまで重視され主流とされてきたが，長期的な視点からみるとポピュレーションアプローチの方が，罹患率や，死亡率の減少効果が大きい。例えば，高血圧患者に対する脳卒中発症の低減のためのハイリスクアプローチによって，脳卒中の患者を減らすことが期待できるが，実際には，脳卒中を発症する者は，高血圧の診断基準を満たすハイリスク集団からよりも，境界域の集団からのほうが多い（**図1-4**）。これは，ハイリスク集団よりも境界域集団のほうが，人数が圧倒的に多いためである。このように，リスクの低い大集団からの方が，リスクの高い小集団からよりも患者数が多いことを予防医学のパラドックスと呼ばれている。

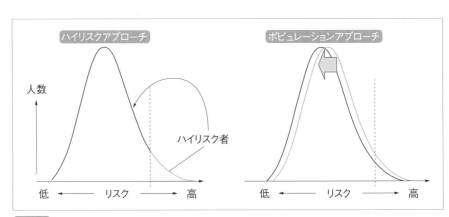

図1-3 ハイリスクアプローチとポピュレーションアプローチ

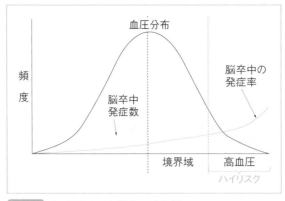

図1-4 危険因子と合併症の発生数
資料）厚生労働省：生活習慣病健診・保健指導の在り方に関する検
討会　第2回資料 (mhlw.go.jp) より引用

　健康日本21では，生活習慣病の予備群の発症予防を徹底するためには，ポピュレーションアプローチとハイリスクアプローチを適切に組み合せて対策を推進していくことが必要としている。

C　社会的公正と健康格差の是正

a　社会的公正の概念

　社会的公正（ソーシャルジャスティス）とは，すべての人々に平等と権利，尊厳などを保障することを意味し，社会正義と同義語として用いられている。
　健康状態の差は，個人の自己責任とする考えがある一方で，個人の責任ではなく，社会的諸条件の差によって生まれ，こうした条件の不平等が健康格差につながっているとの見解がエビデンスの蓄積とともに広く認識されるようになってきた。オタワ憲章にも，「健康のための基本的な条件は，住居，教育，食物，収入，安定した生態系，持続可能な資源，社会的正義と公平である」とあり，社会的公正について述べている。

b　健康の社会的決定要因，健康格差◀ ◀36-2

　健康格差を生み出す政治的，経済的，社会的な要因を健康の社会的決定要因という。2003年に，WHOの欧州事務局は『健康の社会的決定要因：確かな事実』第2版を公表し，その中で以下のように健康の社会的決定要因をまとめている。
　①社会格差　　②ストレス　　③幼少期　　④社会的排除　　⑤労働
　⑥失業　　⑦ソーシャルサポート　　⑧薬物依存　　⑨食品　　⑩交通
　また，2008年にWHOの健康の社会的決定要因に関する委員会がまとめた最終報告では，社会的決定要因に対する行動で健康の公平性を実現し，この一世代で格差をなくすことを目標に，以下の3つの提案を行っている。
　・日常生活の状況の改善

　　　・権力，金銭，資源の不公正な分布の是正

　　　・問題の測定と理解，行動の影響の評価

　　日本では，健康日本 21（第二次）で「あらゆる世代の健やかな暮らしを支える良好な社会環境を構築することにより，健康格差（地域や社会経済状況の違いによる集団間の健康状態の差をいう）の縮小を実現する」を目標に掲げており，社会的公正を念頭に置いた健康づくり運動が展開されている。

問題 次の記述について○か×かを答えよ

世界保健機関（WHO）憲章に示されている健康の定義 ··

1 疾病に対する対立概念として位置付けている。

2 宗教的概念が含まれる。

3 最高の健康水準を享受することは，万人の基本的人権である。

4 平和と安全とは，切り離して考えるべきである。

5 生きる目的そのものである。

公衆衛生・予防医学の歴史 ···

6 種痘がわが国に導入されたのは，明治時代に入ってからである。

7 スノウはコレラ菌を発見した。

8 国民皆保険が実現したのは 1980 年である。

9 厚生省は，第二次世界大戦前に設置された。

10 高木兼寛は，米糠から抗脚気因子を発見した。

疾病対策と一次・二次・三次予防の組み合わせ ···

11 新生児のマススクリーニング ― 一次予防

12 肺炎球菌ワクチンの接種 ― 二次予防

13 心筋梗塞患者のリハビリテーション ― 二次予防

14 腎不全患者に対する人工透析 ― 三次予防

15 BCG の接種 ― 三次予防

WHO 提唱のプライマリヘルスケアの業務 ···

16 予防接種

17 最新の医療機器の提供

18 医薬品の準備

19 食糧の提供

20 水の供給

ヘルスプロモーションの 5 つの活動分野 ··

21 コミュニティの活動強化

22 支援的な環境の創造

23 健康的な公共政策づくり

24 個人的なスキル強化

25 ハイリスクアプローチの強化

公衆衛生活動 ···

26 健康日本 21 はポピュレーションアプローチの考え方が採用されている。

27 ハイリスクアプローチよりもポピュレーションアプローチの方が対象集団への働きかけが容易である。

28 長期的にはポピュレーションアプローチよりもハイリスクアプローチの方が，罹患率や死亡率の減少に効果が大きいといわれている。

29 地域住民を対象とした食育活動はハイリスクアプローチである。

30 高血圧患者への減塩指導はポピュレーションアプローチである。

1　×　単に疾病がないというだけでなく，身体的，精神的，社会的に良好な状態と定義されている。
2　×　新たに「スピリチュアル」の追加が検討された時期があったが，改訂には至らなかった。
3　○
4　×　平和と安全を達成する基礎として位置付けている。
5　×　日常生活の資源としている。

6　×　導入されたのは江戸時代である。
7　×　スノウはコレラの疫学的研究を行った人物である。コレラ菌を発見したのはコッホである。
8　×　1961（昭和36）年である。
9　○　現在の厚生労働省である。
10　×　米糠から抗脚気因子を発見したのは鈴木梅太郎である。高木兼寛は，脚気の予防に食事が重要であることを疫学的に明らかにした。

11　×　二次予防
12　×　一次予防
13　×　三次予防
14　○
15　×　一次予防

16　○
17　×　プライマリヘルスケアの概念に「負担可能な範囲の費用」で「実用的」かつ「社会的に受け入れられる手法と技術」があり，最新の医療機器の提供は含まれない。
18　○
19　○
20　○

21　○
22　○
23　○
24　○
25　×　「すべての人々があらゆる生活の場で健康を享受することのできる公正な社会の創造」を目標としており，ハイリスク集団など対象集団を限定しない。

26　○
27　×　ハイリスクアプローチの方が対象集団への働きかけが容易である。
28　×　ポピュレーションアプローチの方が罹患率や死亡率の減少に効果が大きいといわれている。
29　×　ポピュレーションアプローチである。
30　×　ハイリスクアプローチである。

2. 環境と健康

A 生態系と人々の生活

　人は，大気や水，土壌といった自然環境の中で社会生活を送っており，それらの環境からさまざまな影響を受けて，大きな生態系の中で生命を営んでいる（**図2−1**）。

　私たちは，自らの生活環境を快適に保ち，生産的な活動を行うために環境衛生について理解し，地球環境の保全に努力する必要がある。

a 生態系と環境の保全

1 生態系

　生態系とは，ある一定の区域に生息するすべての生物群集と，それを取り巻く環境との相互の関わりの中で形成されている仕組みと働きを包括する概念である。生態系では，植物のように光合成から有機物と酸素を生成する生産者と，有機物を摂取してエネルギーを取り出し生活する消費者，動物を含めた有機物を無機物に分解する分解者が，相互に物質とエネルギーの循環を形成し，バランスが保たれている。

●**主体−環境系**　　人と環境は相互に影響を及ぼしている。人は，絶えず環境から物質とエネルギーなど必要なものを取り入れて生活に利用し（環境作用），半面，環境に働きかけ，生存しやすいように環境を変化させている（環境形成作用）。このような人（主体）と環境の相互作用のシステムを，主体−環境系と呼ぶ。環境衛生と人の健康を理解する上で，この主体環境系のバランスを考えることは重要である。

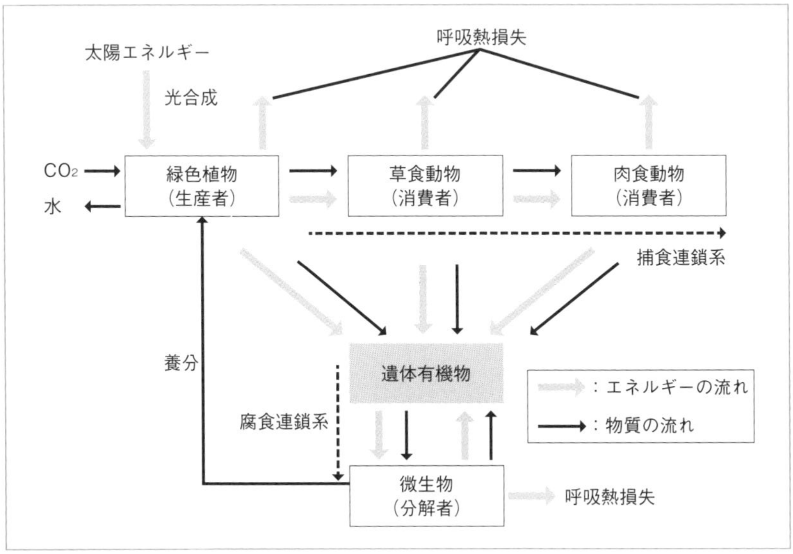

環境
すべての生物（人間も含む）を取り巻く条件の総体である。人を取り巻く環境要因としては，次のようなものがあげられる。
・生物的要因：細菌，ウイルス，寄生虫，真菌など
・物理的要因：温度，湿度，気圧，音，電磁波など
・化学的要因：化学物質，農薬，有機溶剤など
・社会文化的要因：社会状況，社会制度，生活習慣，法令など

図2-1　陸上生態系におけるエネルギーの流れ
資料）環境省

13

② 環境保全

●**環境にかかわる法律の変遷**　昭和30～40年代，工業の発達，高度経済成長とともに，産業活動により排出された汚染物質を原因とする公害病（水俣病，イタイイタイ病，四日市喘息など）が発生した。そのため，国民の健康の保護と生活環境の保全を目的とした「公害対策基本法」[昭和42（1967）年]，「大気汚染防止法」[昭和43（1968）年]，「自然環境保全法」[昭和47（1972）年]が制定された。

　平成に入り，地球温暖化，オゾン層破壊，砂漠化といった地球規模での環境問題が顕在化する中で，平成5（1993）年には，環境保全の基本理念等を定めた「環境基本法」が制定され，「公害対策基本法」は廃止，統合された。

　また「自然環境保全法」の自然環境対策に関する理念の一部が「環境基本法」に移行した。

●**環境基本法**（平成5年11月19日法律第91号）　公害対策だけでなく，自然環境の保全や地球環境問題への対応，持続可能な発展なども視野に入れた環境行政の新たな枠組みを定めたもの。この法律による主な取り組みは次の通り。

・環境基本計画の立案
・環境影響評価，保全活動の推進
・環境教育，環境学習
・地球環境保全に関わる国際協力　など

b 地球規模の環境

　地球温暖化や砂漠化，オゾン層破壊，熱帯林の減少，酸性雨など，地球規模の環境問題が顕在化するなか，国際的な取り組みが重要となってきている。

　現実には，先進国と開発途上国との格差をめぐる問題などを背景に，問題解決は複雑化している。地球規模の環境問題と対策については，次のColumnを参照。

○ Column ｜ **地球規模の環境問題と対策**

国際的な取り組み

●**国連人間環境会議**（UNCHE　ストックホルム会議）　1972年6月に世界113か国の代表が参加して，ストックホルム（スウェーデン）で開催された環境問題についての最初の世界的なハイレベル政府間会合。会議テーマは，"かけがえのない地球（Only One Earth）"。
●**国連環境計画**（UNEP）　1972年，同年に開催された国連人間環境会議で採択された「人間環境宣言」および「環境国際行動計画」を実施に移すための総合調整管理機関として設立された。
●**環境と開発に関する国連会議**（UNCED　地球サミット）◀　国連人間環境会議の20周年を機に，1992年にブラジルのリオデジャネイロで開催された大規模な国際会議。「持続可能な開発」という基本理念のもと，各国間で議論が交わされた。「環境と開発に関するリオデジャネイロ宣言（リオ宣言）」や，この宣言の諸原則を実施するための「アジェンダ21」，持続可能な森林管理の原則を定めた「森林原則声明」が合意された。また，気候変動枠組条約と生物多様性条約への署名が開始された。
●**持続可能な開発に関する世界首脳会議**（WSSD　ヨハネスブルク・サミット）　2002年，持続可能な開発実現のための戦略の再構築を目的として，南アフリカ共和国のヨハネスブルクで開催された。ヨハネスブルク宣言および「アジェンダ21」を促進するための実施計画が採択された。

◀34-9

オゾン層
高度10～50kmまでの成層圏に存在する酸素原子3個からなる気体。太陽からの有害な紫外線であるUV-C，UV-Bを吸収し，地球上の生物を保護している。

*用語出現はp.15

温室効果ガス*
大気圏にあり，地表から放出された赤外線を吸収することで，温室効果をもたらす気体の総称。二酸化炭素のほか，メタン，一酸化二窒素，オゾン層を破壊するフロン類および代替フロンなどがある。

IPCC*
気候変動に関する政府間パネル。国際的な専門家で組織され，最新の科学的評価を行い，報告書を発行している。2007年にはノーベル平和賞を受賞している。

各環境問題の概要と対策

● **地球温暖化**　　　　　　　　　　　　　　　　　　　　　　　　　　　　　（*用語解説は p. 14）

概念：地球の表面から放出される赤外線の一部が，二酸化炭素，メタン，フロン類などの**温室効果ガス**[*]によっ
　　て吸収され，地球表面温度の上昇をもたらすこと。海水の膨張や融氷による海水面の上昇に加え，世界規模
　　の異常気象，干ばつ，風水害，感染症，農作物被害などの影響がある。

原因：**IPCC**[*]の報告で，人間活動に伴う，大気中における温室効果ガスの上昇が原因であることが確実とされ
　　ている。

関連条約：気候変動枠組条約。大気中の温室効果ガス濃度の増加に伴う気候変動を防止するための枠組みを規
　　定した（1992 年採択，1994 年発効）。

具体的な対策：京都議定書（1997 年，京都で開催された気候変動枠組条約第 3 回締約国会議で採択）において，
　　先進国の温室効果ガスの排出削減目標を国別に定めた。2001 年アメリカが離脱を表明したが，2004 年ロシ
　　アが批准し，2005 年 2 月に発効した。また，2015 年に第 21 回締約国会議がパリで開催され，2020 年以降の
　　温暖化対策として，世界の気温上昇を 2 度未満に抑えるなどの取り組みが中国，アメリカを含む 196 カ国の
　　間で合意された（パリ協定）。このパリ協定は，2016 年 11 月にモロッコで開催された第 22 回締約国会議に
　　先駆けて発効された。

　　国内では，国，地方公共団体，事業者，国民が一体となって地球温暖化対策に取り組むための枠組みを定め
　た地球温暖化対策推進法が平成 10（1998）年に成立した。令和 3（2021）年に改正され，2050 年までに温室効
　果ガスの排出量と吸収量を均衡させるカーボンニュートラルを目指すことが追加された。

　　また，低炭素社会の実現に向け，石油，天然ガス，石炭などのすべての化石燃料の利用に対して，環境負担
　に応じ，税を課す仕組みが平成 24（2012）年 10 月から始まった。

● **オゾン層破壊**

概念：地球の成層圏にあるオゾン層が破壊される結果，生物に有害な紫外線が地上にまで達し，皮膚がんの増
　　加などさまざまな悪影響を及ぼす。特にオゾン濃度が低い南極上空部分をオゾンホールという。

原因：人工化学物質であるフロン，ハロン，臭化メチルなどのオゾン層破壊物質。冷媒としてエアコン，冷蔵
　　庫等に使用されていた。

関連条約：ウィーン条約（オゾン層保護のためのウィーン条約）。国際的に協力してオゾン層の保護を図るこ
　　とを目的とする。1985 年に採択，1988 年に発効された。

具体的な対策：モントリオール議定書（オゾン層を破壊する物質に関するモントリオール議定書。1987 年採択，
　　1989 年発効）。オゾン層破壊物質の生産削減等の規制措置を定める。先進国では 1995 年までに，特定フロン
　　の生産が打ち切られた。国内では，フロン排出抑制法，家電リサイクル法，自動車リサイクル法によりフロ
　　ンの回収が行われている。

● **酸性雨**

概念：硫酸や硝酸を含んだ強い酸性〔pH（水素イオン指数）5.6 以下〕の雨が降る現象。土壌・湖沼の酸性化
　　による生態系の変動および歴史的建造物の破壊をもたらす。

原因：工場や自動車から産出される硫黄酸化物，窒素酸化物

関連条約：長距離越境大気汚染条約（国連欧州経済委員会による，歴史上初の越境大気汚染に関する国際条約）。
　　加盟国に対して，酸性雨等の越境大気汚染の防止対策を義務付けた。1979 年締結，1983 年発効された。

具体的対策：東アジア酸性雨モニタリングネットワーク（2001 年より）。①東アジアにおける酸性雨問題の状
　　況に関する共通理解を形成する，②酸性雨による環境への悪影響を防ぐため，国や地域レベルの政策決定に
　　有益な情報を提供する，③参加国間での酸性雨問題に関する協力を推進する，を目的に設立されたネットワーク。

● **森林減少**　　　人間の活動による熱帯林の急激な減少のこと。野生動物の絶滅，大量の CO_2 の排出，それに伴
　う地球温暖化の悪化等が懸念される。

● **砂漠化**　　　気候の変動や人間活動による土壌の劣化をいう。干ばつ，過度の家畜放牧や耕作，不適切な灌漑に
　よる農地への塩分集積などが原因。世界的に年々深刻さを増している。近年では中国北部の砂漠化により，春
　先に大量の砂塵（黄砂）が朝鮮半島・日本列島にまで降下する。砂漠化対処条約が 1994 年に採択，1996 年に
　発効され，砂漠化の影響を受ける地域への支援が行われている。

● **海洋ごみ**　　　近年，海洋中のマイクロプラスチックが生態系に及ぼす影響が懸念されている。世界経済フォー
　ラムの報告書（2016 年）によると，2050 年までに海洋中に存在するプラスチックの量が魚の量を超過する

と予測されている。持続可能な開発目標（SDGs）のターゲットの1つとして「2025年までに，海洋ごみや富栄養化を含む，特に陸上活動による汚染など，あらゆる種類の海洋汚染を防止し，大幅に削減する」が掲げられている。

● 生物の多様性についての問題

　概念：生物多様性とは生命の豊かさを包括的に示したもの。一般的に生態系・種・遺伝子的多様性の三階層で捉えられる。

　関連条約：

　○ 生物多様性条約（生物の多様性に関する条約）：生物多様性の保全とその持続的利用，生物の遺伝子資源から得られる利益の公平な利用を目的とする。1992年採択，1993年発効された。

　○ ラムサール条約（特に水鳥の生息地として国際的に重要な湿地に関する条約）：国際的に重要な湿地の保全と適正な利用を目的とする。1971年採択，1975年発効された。

　○ ワシントン条約（絶滅のおそれのある野生動植物の種の国際取引に関する条約）：野生動植物種の国際取引が，それらの存続を脅かすことのないよう規制することを目的とする。1973年採択，1975年発効された。

　○ ストックホルム条約（残留性有機汚染物質に関するストックホルム条約）：PCB，DDT，ダイオキシン類など環境中において残留性の高い物質を指定し，製造・使用，輸出への禁止または制限をする国際条約。2001年採択，発効された。

　○ 水俣条約（水銀に関する水俣条約）：水銀および水銀を使用した製品の製造と輸出入を規制し，水銀による汚染と健康，環境被害を防ぐための国際条約。2013年に採択，2017年に発効された。

　○ バーゼル条約（有害廃棄物の国境を越える移動およびその処分に関する条約）：廃棄物の国境を越える移動，処分等について国際的な枠組みおよび手続きなどを規定する条約。1989年採択，1992年発効された。

● エネルギーについての問題　　エネルギー資源は，化石燃料や原子燃料の枯渇性資源，太陽光やバイオマスなどの再生可能エネルギー資源に分けられる。前者から後者への転換が叫ばれているが，安定した供給方法の確立など，未だに解決できていない課題が多い。

日本での取り組み

● 環境基本法　　公害分野と自然保護を統合するとともに，地球環境問題を取り上げ，将来の国民や人類の福祉に貢献することを目的とする。平成5（1993）年公布，施行された。

● 循環型社会形成推進基本法　　廃棄物処理やリサイクルを推進するための基本方針を定めた法律。発生抑制（リデュース），再使用（リユース），再生利用（マテリアルリサイクル），熱回収（サーマルリサイクル），適正処分の順に処理の優先順位が法制化された。平成12（2000）年より施行された。

● 資源有効利用促進法　　循環型社会を形成していくために必要な3R（リデュース・リユース・リサイクル）の取り組みを総合的に推進するための法律。平成13（2001）年4月より施行された。

● リサイクル関連法

　○ 家電リサイクル法（特定家庭用機器再商品化法）：廃棄物の減量と再生資源の十分な利用等を通じて循環型社会を実現していくため，特定の使用済み廃家電製品（エアコンなど）の製造業者等および小売業者に，リサイクル，収集の義務を課す。平成10（1998）年公布，平成13（2001）年施行された。

　○ 容器包装リサイクル法（容器包装に係る分別収集及び再商品化の促進等に関する法律）：家庭から一般廃棄物として排出される容器包装廃棄物のリサイクルシステムを構築することを目的とする。平成7（1995）年公布，平成12（2000）年に完全施行された。

　○ 建設リサイクル法（建設工事に係る資材の再資源化等に関する法律）：建築物等にかかわる解体工事またはその施工に特定建設資材を使用する新築工事を受注した者に分別解体および再資源化を義務付ける。平成12年公布，施行された。

　○ 自動車リサイクル法（使用済自動車の再資源化等に関する法律）：使用済み自動車から出る部品などを回収してリサイクルしたり適正に処分することを自動車メーカーや輸入業者に義務付ける法律。平成14（2002）年公布，平成16（2004）年一部施行，平成17（2005）年完全施行された。

　○ 食品リサイクル法（食品循環資源の再利用等の促進に関する法律）：食品の製造，流通，外食などにおいて食品廃棄物などの再生利用化（発生抑制，再生利用，減量）を促進する。平成12年公布，平成13年施行された。

　○ 小型家電リサイクル法（使用済小型電子機器等の再資源化の促進に関する法律）：家電リサイクル法の対象

とならなかったパソコン，携帯電話，デジタルカメラ，ゲーム機などの再資源化を促進する。平成24（2012）年公布，平成25（2013）年施行された。

○グリーン購入法（国等による環境物品等の調達の推進等に関する法律）：国の関係機関に対して環境に配慮した製品の購入を義務付ける。平成12年成立・公布，平成13年施行された。

●**エコマーク**　環境への負荷が少なく，かつ環境保全に役立つと認められた商品に付けられる環境ラベル。消費者が環境を意識して商品選択を行うこと等を目的として，平成2（1990）年2月からスタートした。

公益財団法人日本環境協会（環境省所管）が定めた認定基準（その商品の資源採取，製造，流通，使用，廃棄，リサイクルにおける環境負荷を考慮して策定，制定されたもの）に達した商品に使用が認められる。

B　環境汚染と健康影響

ⓐ 環境汚染；大気汚染，水質汚濁，土壌汚染

1　大気汚染

●**現状と対策**　大気汚染物質は，**表2-1**の①〜⑩については環境基本法で，⑪についてはダイオキシン類対策特別措置法で環境基準が設定されている。これらの基準を達成するために大気汚染防止法により，工場などの固定発生源からのばい煙，揮発性有機化合物，粉じんの排出規制が定められている。また，自動車から排出される窒素酸化物および粒子状物質の特定地域における総量の削減等に関する特別措置法（自動車NOx・PM法）により自動車由来の窒素酸化物と粒子状物質の排出抑制が図られている。

全国に設置された測定局における環境基準はおおむね達成されているが，光化学オキシダントについての達成率は極めて低い。

2　水質汚濁

●**水質汚濁の主な原因**

①家庭用洗剤や農業用肥料などの流入による水質の富栄養化（水中のリンや窒素が増加した状態）　→　赤潮や悪臭の原因

②有機塩素系農薬（BHC，DDTなど），工業排水など水中で分解されにくい化学物質による汚染

●**水質汚濁に係る環境基準（環境省）**◀　環境基本法に基づき，公共用水域（河川，湖沼，海域など）における2つの環境基準が環境省より定められている。これらの公共用水域の水質保全のために，工場などから排出される水については，水質汚濁防止法によって全国一律の排水基準が設けられている。

・人の健康の保護に関する環境基準：**表2-2**に示す基準が定められている。検出されないこととされるものに，**全シアン，アルキル水銀，PCB**＊があげられている。基準を超えてはならないものも含めた全27項目の最近の測定結果は約99％で，ほぼ環境基準を達成している。

・生活環境の保全に関する基準：**表2-3**に示すように，河川，湖沼，海域ごとに基準が設定されている。工場等による排水規制が環境保全に効果を示してい

ダイオキシン類
ポリ塩化ジベンゾパラダイオキシン（PCDD），ポリ塩化ジベンゾフラン（PCDF），コプラナーポリ塩化ビフェニル（Co-PCB）を指す。ゴミ焼却などを発生源として人に対して発がん性を示すとされている。

BHC
ベンゼンヘキサクロリドの略で有機塩素系の殺虫剤，農薬。日本では，昭和46（1971）年まで農薬として使用されていたが，その後販売が禁止された。

DDT
ジクロロジフェニルトリクロロエタンの略で，有機塩素系の殺虫剤，農薬。日本では，昭和46（1971）年まで農薬として使用されていたが，その後，製造，輸入，販売が禁止された。

◀37-3
36-3
34-10
33-3

全シアン
水中のシアン化物イオン，シアノ錯体，シアン化水素金属とのシアン化物の総称である。形態により毒性は異なる。

アルキル水銀
メチル基，エチル基などのアルキル基（C_nH_{2n+1}）と水銀が結合した有機水銀化合物の総称。

＊**用語解説は p.19**

表2-1　主な大気汚染物質

物質名	特　徴	環境基準	基準達成率 (2021年度)
①二酸化硫黄	●主な発生源：硫黄分を含む石炭，石油などの燃焼 ●呼吸器に影響を与える。 ●四日市喘息の原因として知られる。酸性雨の原因ともなる。	1時間値の1日平均値が0.04ppm以下であり，かつ，1時間値が0.1ppm以下であること	99.8%
②一酸化炭素	●主な発生源：自動車の排ガス	1時間値の1日平均値が10ppm以下であり，かつ，1時間値の8時間平均値が20ppm以下であること	100%
③浮遊粒子状物質 （SPM）	●浮遊粒子状物質とは，大気中に浮遊する粒子状物質であって，その粒径が10μm以下のものをいう。 ●ディーゼル車から排出される微粒子は，気管支炎やアレルギー性疾患，がんの発症との関連が問題となっている。	1時間値の1日平均値が0.10mg/m³以下であり，かつ，1時間値が0.20mg/m³以下であること	100%
④微小粒子状物質 （PM2.5）	●SPMのうち粒径が2.5μm以下の微小粒子で肺の深部まで到達するため，呼吸器系への影響が大きい。	1年平均値が15μg/m³以下であり，かつ，1日平均値が35μg/m³以下であること	100%
⑤二酸化窒素	●主な発生源：ボイラー，自動車 ●高濃度では，慢性閉塞性肺疾患（COPD）など呼吸器への影響，大気汚染や酸性雨の原因ともなる。	1時間値の1日平均値が0.04ppmから0.06ppmまでのゾーン内またはそれ以下であること	100%
⑥光化学オキシダント	●大気中の窒素酸化物と炭化水素が，強い紫外線により光化学反応を起こし，酸化力の強い二次汚染物質に変化したもの。 ●夏の，気温が高く日差しが強い。正午前後に発生しやすい。 ●目やのどの粘膜を刺激する。	1時間値が0.06ppm以下であること	0.2%
⑦ベンゼン	●主な発生源：ガソリンに含まれ，排ガスから多く排出 ●発がん性があり，白血病の原因となる。	1年平均値が3μg/m³以下であること	100%
⑧ジクロロメタン	●化学工業製品の洗浄剤などとして使用 ●高濃度で中枢神経障害や消化器症状がみられる。	1年平均値が150μg/m³以下であること	100%
⑨トリクロロエチレン	●ドライクリーニングや化学工業の原料として使われる。 ●発がん性や中枢神経障害・肝障害への影響	1年平均値が130μg/m³以下であること	100%
⑩テトラクロロエチレン		1年平均値が200μg/m³以下であること	
⑪ダイオキシン類	●主な発生源：塩素系のごみなどの不完全燃焼，自動車の排ガスなど ●発がん作用，催奇形性，生殖や免疫機能などへの影響 ●母乳中に含まれるダイオキシン類について問題視されている。	耐容1日摂取量（TDI）4pg/TEQ/kg体重/日以下（ダイオキシン類対策特別措置法による） 大気：1年平均値0.6pg-TEQ/m³以下	100%

注）1．環境基準は，工業専用地域，車道その他一般公衆が通常生活していない地域または場所については，適用しない。
　　2．二酸化窒素については1時間値の1日平均値が0.04ppmから0.06ppmまでのゾーン内にある地域にあっては，原則として，このゾーン内において，現状程度の水準を維持し，またはこれを大きく上回ることとならないよう努めるものとする。
　　3．光化学オキシダントとは，オゾン，パーオキシアセチルナイトレートその他の光化学反応により生成される酸化性物質（中性ヨウ化カリウム溶液からヨウ素を遊離するものに限り，二酸化窒素を除く）をいう。
　　4．大気環境濃度が，ベンゼン等に係る環境基準を満足している地域にあっては，当該環境基準が維持されるよう努めるものとする。大気環境濃度がベンゼン等に係る環境基準を超えている地域にあっては，当該物質の大気環境濃度の着実な低減を図りつつ，できるだけ早期に当該環境基準が達成されるよう努めるものとする。
　　5．ダイオキシン類は大気においての基準以外に，次の基準が設けられている。水質（水底の底質を除く）：1年平均1pg-TEQ/L以下，水底の底質：150pg-TEQ/g以下，土壌：1000pg-TEQ/g以下。

◀36-3，33-2

慢性閉塞性肺疾患（COPD）：肺の中の気管支に炎症が起き，気管支が細くなることで空気の流れが低下する。また，肺胞が破壊され，酸素の取り込みや二酸化炭素の排出機能が低下する。タバコによっても起きるため，生活習慣病でもある。p.109参照
催奇形性：妊娠中における外的な要因の曝露により，胎児の発育に影響し，形態的・機能的悪影響を起こすこと。
TEQ（毒性等量）：ダイオキシン類は多くの異性体および類似化合物が存在し，毒性が異なる。そのため，最も毒性が強いとされる2.3.7.8TCDDの毒性を1として係数を乗じて合計した量で示す。

表2-2 水質汚濁に係る環境基準 – 人の健康の保護に関する基準の概要

検出されないこととされているもの	全シアン，アルキル水銀，PCB
基準値を超えてはならないもの	カドミウム，鉛，六価クロム，ヒ素，総水銀，ジクロロメタン，四塩化炭素，1,2-ジクロロエタン，1,1-ジクロロエチレン，シス-1,2-ジクロロエチレン，1,1,1-トリクロロエタン，1,1,2-トリクロロエタン，トリクロロエチレン，テトラクロロエチレン，1,3-ジクロロプロペン，チウラム，シマジン，チオベンカルブ，ベンゼン，セレン，硝酸性窒素および亜硝酸性窒素，フッ素，ホウ素，1,4-ジオキサン

注）海域についてはフッ素およびホウ素の基準値は適用しない。
資料）水質汚濁に係る環境基準（昭和46年12月28日環境庁告示第59号，最終改正：令和5年3月13日）

表2-3 生活環境の保全に関する環境基準の項目

項　目	河川	湖沼	海域
水素イオン濃度（pH）	●	●	●
生物化学的酸素要求量（BOD）	●		
化学的酸素要求量（COD）		●	●
溶存酸素量（DO）	●	●	●
大腸菌数	●	●	●
浮遊物質量（SS）	●	●	
n-ヘキサン抽出物質			●
全亜鉛	●	●	●
全窒素		●	●
全リン		●	●
ノニルフェノール	●	●	●
直鎖アルキルベンゼンスルホン酸およびその塩	●	●	●
底層溶存酸素量		●	●

資料）水質汚濁に係る環境基準（昭和46年12月28日環境庁告示第59号，最終改正：令和5年3月13日）

るが，生活排水では，下水道整備が十分でないことを背景に環境基準を超える水域が多く残されている。有機汚濁の指標であるBODまたはCODの達成率は令和3（2021）年度で河川93.1％，湖沼53.6％，海域78.6％であった。

3 土壌汚染

工場からの排出物や農薬の散布などが原因となり，土壌にカドミウム，銅などの重金属やPCBなどの有害な化学物質が蓄積すると，農作物の生育や人畜の健康に悪影響を与える。

●**特定有害物質**　「土壌汚染対策法（平成14年法律第53号）」では，水銀，鉛，トリクロロエチレン，PCBなどを土壌汚染の"特定有害物質"として指定し，基準を示している。また，環境基本法においても，環境基準が示されている。

b 公害

事業活動等の人為的な原因による地域住民などへの広範囲な健康や生活環境に関する被害を公害といい，環境基本法（平成5年法律第91号）では，次の7つをあ

*用語出現はp.17

PCB*（ポリ塩化ビフェニル）化学的に安定しており，絶縁性，熱安定性にも優れた物質であるため，絶縁油・熱媒体・可塑剤（プラスチック・合成ゴムに添加する物質）などに用いられたが，カネミ油症事件の原因物質となったことを契機に環境や健康への影響が問題となり，わが国では昭和47（1972）年から製造・使用禁止となっている。

BOD（生物化学的酸素要求量）・COD（化学的酸素要求量）河川，湖沼，海域の水質汚濁を知る指標として用いられる。BODは，水中の有機物が微生物によって酸化分解されるのに必要とされる酸素量を表す。CODは，水中の有機物を化学的に分解したときに消費される酸素量を表す。いずれも値が大きいほど，水質汚濁が進んでいることを示す。

げている。

1 公害の七項目

令和4（2022）年度公害苦情調査（総務省公害等調整委員会）によると，①大気汚染，②水質汚濁，③土壌汚染，④騒音，⑤振動，⑥地盤沈下，⑦悪臭の7つの公害の苦情件数は50,723件で，前年度に比べ減少した。最も多いのは騒音（19,391件），次いで大気汚染（13,694件），悪臭（10,118件）となっている。

2 公害による健康障害の事件例

水質汚濁による水俣病，水質汚濁と土壌汚染によるイタイイタイ病，大気汚染による四日市喘息などが知られている（表2-4）。

C 環境衛生

私たちの身近な環境について理解し，衛生的かつ安全に保つことは，健康障害を防ぐために重要である。

a 気候，季節

●**気候**　ある土地で1年を周期として繰り返される大気の総合状態をいう。気候要素によって形成され，気候要素に地理的に影響を与える諸因子を気候因子と呼ぶ。
・気候要素：気温，気湿，気流，降水，気圧，日照，雲量など
・気候因子：緯度，地形，海抜高度，海流など
●**季節**　1年を天候の推移に従って分けたときの，それぞれの期間である。人間は，気候，季節といった外部環境の影響を受けながら，内部環境を適応させて生活している。

b 空気

空気はいろいろな気体の混合体である。空気中の気体成分は，窒素約78%，酸素約21%，その他，アルゴン約0.93%，二酸化炭素約0.04%となっている。
●**酸素**　人間の生命活動に不可欠なものである。酸素濃度の低下，過剰により次のような症状を起こす。空気中の酸素濃度が低くなると，脳の機能低下などを起こす（「酸素欠乏症等防止規則」では，酸素濃度18%未満の状態を「酸素欠乏」としている）。酸素が過剰な状態では，肺の炎症，未熟児網膜症などを起こす。

ビスフェノールA
ビスフェノールAは，ポリカーボネート，エポキシ樹脂と呼ばれるプラスチックの原料として使用される。主に電気・OA機器に使用されているが，一部の食器・容器にも使用されており，食品への溶出による摂取が危惧されている。

> Column｜**内分泌攪乱化学物質**
> ●**内分泌攪乱化学物質とは**　いわゆる環境ホルモンと呼ばれるもので，PCBやダイオキシン類，**ビスフェノールA**など，ヒトの内分泌機能に悪影響を及ぼす化学物質群のことである。
> ●**問題点**　農薬や合成洗剤などの合成化学物質が自然界に流出することで問題が生じている。特に，女性ホルモン（エストロゲン）と構造が似ているものが多いことから，生殖機能への影響が懸念されている。

表2-4 主な公害病[1]

事件例	原因	症状
水俣病 （熊本県水俣市，1953 年頃／新潟県阿賀野川流域，1965 年頃）	工場の廃水中に含まれるメチル水銀が海水を汚染し，魚介類に生物濃縮[*]され，その摂取により人体内に入る。	手足のしびれ，言語障害，目や耳の機能喪失
イタイイタイ病 （富山県神通川流域，1910 ～ 1970 年代）	鉱山廃水を原因とする慢性カドミウム中毒	腎臓および骨の障害
四日市喘息 （三重県四日市市，1962 年頃）	石油コンビナートから排出された硫黄酸化物による大気汚染	住民に気管支喘息が多数発生
慢性ヒ素中毒 （島根県笹ヶ谷地区，1973 年報告／宮崎県土呂久鉱山，1972 年報告）	硫砒鉄鉱から亜ヒ酸を製造する際に生成した亜ヒ酸を含む粉じんやガスによる環境汚染	皮膚の色素沈着，下痢や便秘，脱力感など

注）[*]生物濃縮：食物連鎖を通して蓄積性の高い物質が上位の生物に高濃度に濃縮されること。蓄積性の高い物質として PCB，DDT，ダイオキシンなどがある。

◀1 35-1

●**二酸化炭素**　空気中の濃度が約 6 ％以上になると，呼吸困難，意識喪失などの中毒作用がみられる。測定が容易であることと，室内空気の汚染の進行と並行して増加する傾向があることから，室内空気汚染の指標として用いられる。

C 温熱[2]　　　　　　　　　　　　　　　　　　　　　　　　◀2 37-1

人にとって快適な気温は，個人差や民族により異なるが，17 ～ 21℃といわれている。人の温熱感覚は気温だけでなく，気湿（相対湿度）・気流・輻射熱（黒球温度）にも影響される。これらの因子を用いたさまざまな温熱指標が用いられている（**表2-5**）。人は，温熱環境の変化に対して，体温調節機能を働かせて内部環境を一定に保つ機能を有しているが，適応の限界を越えるような環境では，以下のような障害がみられる。

●**高温環境**　皮膚血流量の増加，発汗などによる体温調節が行われるが，適応範囲を越えるような厳しい環境や調節機能の破綻を来すと熱中症が生じる（**表2-6**）。

●**低温環境**　震え，しもやけ，凍傷が生じる。寒冷下に長時間いると，意識混濁の後，凍死に至る危険性もある。

日本産業衛生学会では職場の安全確保のため，暑熱許容基準，寒冷許容基準を示している。

○ Column ｜ **環境アセスメント（環境影響評価）**

環境に大きな影響を与える大規模な開発事業や埋め立て，廃棄物処理場の建設などの際，事前にその環境への影響を調査，評価し，十分な対策に役立てようとすることを，環境アセスメント（環境影響評価）という。平成9（1997）年には「環境影響評価法」が制定されている。

環境アセスメントの推進は，環境悪化を未然に防ぎ，持続可能な社会を構築していく上で非常に重要である。

表2-5 温熱指標

種　類	用いる温熱因子	備　考
感覚温度（ET）	気温，気湿，気流	3つの測定値から感覚温度図表を用いて求める。
修正感覚温度	輻射熱，気湿，気流	感覚温度に輻射熱を加えた指標である。 輻射熱のある環境の評価に適している。
不快指数（DI）	気温，気湿	暑さ（夏季の蒸し暑さ）による不快の程度を示す指標としてよく用いられ，85を超えるとほとんどの人が不快に感じる。
湿球黒球温度（WBGT）	気温，気湿，輻射熱	屋内外における熱中症予防のための指標によく用いられる。

表2-6 熱中症の種類

程　度	種　別	特　徴
軽症（Ⅰ）	熱失神（heat syncope）	皮膚血管の拡張により血圧が低下し，脳血流が減少して起こる一過性の意識消失
	熱虚脱（heat collapse）	
	熱痙攣（heat cramp）	低Na血症による筋肉の痙攣が起こった状態
中等症（Ⅱ）	熱疲労（heat exhaustion）	大量の汗により脱水状態となり，全身倦怠感，脱力，めまい，頭痛，吐気，下痢などの症状が出現する状態
重症（Ⅲ）	熱射病（heat stroke）	体温上昇のため中枢神経機能が異常を来した状態

d 放射線

1 放射線

　放射線とは，運動エネルギーを有する電磁波または粒子線のことである。電磁波は，空間を電界と磁界が交互に発生しながら伝わっていく波であり，一般的なものとして光や電波などがある。粒子線は，電子，陽子，中性子，原子核などの粒子の流れである。放射線は以下のように非電離放射線と電離放射線とに分けられる。「電離」とは非照射物をイオン化（電離）する性質を示し，電離放射線は，遺伝情報であるDNAに重大な影響を与えるため，非電離放射線より生体への影響は大きい。非電離放射線の種類と健康への影響を**表2-7**にまとめた。

2 電離放射線

　電離放射線の種類と健康影響を以下にまとめた。

　放射線の電離作用により，主として細胞の再生や増殖の機能をつかさどっているDNA（遺伝子）が損傷を受けて機能しなくなる。DNAの傷は放射線の量が少ない場合には自然に備わっている修復作業によって治されるが，うまく治らなかった場合には遺伝的な影響が発生することがある。

　線量と人体への影響を整理すると，影響が現れる最低線量（閾値）が存在し，これ以下では影響が現れず，以上であると線量が増えるほど影響が大きくなることを確定的影響という。一方，閾値がなく，線量が増えるほど人体への影響の発生率が高まるが，線量がごくわずかでも発生することを確率的影響という（**表2-8～表2-10**）。

表2-7 非電離放射線の種類と健康影響

種類（波長）	健康影響
紫外線（10 ～ 380nm）	皮膚の色素沈着，紅斑（日焼け），皮膚がんなど
赤外線（750nm〜 1mm）	白内障（溶接やガラス加工作業などで高温物体を長時間みつめている場合），皮膚やけど，熱中症など
マイクロ波（1mm〜 1m）	白内障，皮膚やけど，全身照射による深部発熱など
レーザー光線	網膜やけど，皮膚やけど，白内障など

表2-8 電離放射線の健康影響

身体的影響	早期障害	皮膚の紅斑，皮膚潰瘍，脱毛，白血球減少，不妊など	確定的影響
	晩発障害	白内障，胎児の障害（奇形）	
		白血病，がんなど	確率的影響
遺伝的影響		染色体異常（突然変異）	

表2-9 電磁波の種類と波長

電磁波の種類			波 長	発生源
非電離放射線	電 波	長 波		ラジオなど
		中 波		
		短 波		
		超短波		テレビなど
		マイクロ波	1mm	電子レンジ，レーダー，通信など
	赤外線	遠赤外線	25μm	温度をもつすべての物体
		近赤外線	750 nm	
	可視光線		400 nm	日光など
	紫外線	長波長（UV-A）	320 nm	日光，蛍光灯，水銀アーク灯，電気溶接炉，殺菌灯など
		中波長（UV-B）	290 nm	
		短波長（UV-C）	200 nm	
		真 空	10 nm	
	レーザー光線		1mm ～ 200 nm	通信，医療施設など
電離放射線	エックス線（X線）		10 nm	医療施設など
	ガンマ線（γ線）			

注）μm（マイクロメートル＝ 1000 分の 1mm），nm（ナノメートル＝ 100 万分の 1mm）

● **電離放射線の種類**

・電磁波：X 線，γ 線

・粒子線：α 線，β 線，電子線，陽子線，中性子線

e 上水道と下水道 ◀37-3 34-10

　一般に飲用のために供給される水を下水と対比して上水といい，これを供給するための施設の総体を上水道という。わが国では水道法に定められた水質基準に適合した安全な水（水道水）を提供するため，次に示す水道水の浄化が行われている。

表2-10 電離放射線に関係する単位

	単 位	特 徴
放射線の量に関する単位	シーベルト (Sv)	人が放射線を受けたときの影響の程度を表す単位 (Sv は Gy に放射線の種類や人体の性質ごとの係数をかけたもの)
	グレイ (Gy)	放射線のエネルギーが物質（人体）にどれだけ吸収されたかを表す単位 (1Gy は物体 1kg 当たり、1J（ジュール）のエネルギーが吸収されたときの線量)
放射能の単位	ベクレル (Bq)	放射線を出す能力を表す単位 (1Bq は 1 秒間に 1 個の原子核が崩壊すること)

表2-11 水道水の法的水質基準（水道法第 4 条第 2 項）

検出されてはならないもの	①大腸菌		
許容量を超えてはならないもの	②一般細菌	⑰ジクロロメタン	㉞鉄およびその化合物
	③カドミウムおよびその化合物	⑱テトラクロロエチレン	㉟銅およびその化合物
	④水銀およびその化合物	⑲トリクロロエチレン	㊱ナトリウムおよびその化合物
	⑤セレンおよびその化合物	⑳ベンゼン	㊲マンガンおよびその化合物
	⑥鉛およびその化合物	㉑塩素酸	㊳塩化物イオン
	⑦ヒ素およびその化合物	㉒クロロ酢酸	㊴カルシウム，マグネシウム等（硬度）
	⑧六価クロム化合物	㉓クロロホルム	
	⑨亜硝酸態窒素	㉔ジクロロ酢酸	㊵蒸発残留物
	⑩シアン化物イオンおよび塩化シアン	㉕ジブロモクロロメタン	㊶陰イオン界面活性剤
		㉖臭素酸	㊷ジェオスミン
	⑪硝酸態窒素および亜硝酸態窒素	㉗総トリハロメタン	㊸ 2-メチルイソボルネオール
	⑫フッ素およびその化合物	㉘トリクロロ酢酸	㊹非イオン界面活性剤
	⑬ホウ素およびその化合物	㉙ブロモジクロロメタン	㊺フェノール類
	⑭四塩化炭素	㉚ブロモホルム	㊻有機物〔全有機炭素（TOC）の量〕
	⑮ 1，4-ジオキサン	㉛ホルムアルデヒド	
	⑯シス-1，2-ジクロロエチレンおよびトランス-1，2-ジクロロエチレン	㉜亜鉛およびその化合物	
		㉝アルミニウムおよびその化合物	
pH 値	㊼ pH （5.8 以上，8.6 以下）		
臭　味	㊽臭気（異常でないこと）	㊾味（異常でないこと）	
外　観	㊿色度（5 度以下）	○51濁度（2 度以下）	

資料）水質基準に関する省令（平成 15 年 5 月 30 日厚生労働省令第 101 号，最終改正：令和 2 年 3 月 25 日）

1 上水道

● 水道普及率　日本の水道普及率は 98.2％（令和 4 年 3 月末）である。その水源は，河川と湖沼水，ダム湖水が約 75％を占め，約 22％が伏流水，地下水などである。

● 水道水の水質　表 2-11 に示したものについて基準が定められている。

● 水道水の浄化

・水質の確保：表 2-12 のように，①沈殿→②濾過→③消毒により浄化が行われている。日本では急速濾過法が主流となっている。濾過の段階でほぼすべての細菌は除去されるが，安全性を確保するため，必ず消毒を行う。

表2-12 水道水の浄化法

浄水法	①沈殿	②濾過	③消毒
緩速濾過法	普通沈殿 薬品を使わず、自然に浮遊物を沈殿させる	緩速濾過 砂、砂利、砕石などでつくった濾過槽に水を張り、水中微生物によってゆっくりと濾過する	塩素消毒 液体塩素をガス化して濾過水に添加する
急速濾過法	薬品沈殿 ポリ塩化アルミニウムなどの凝集剤を使って浮遊物を沈殿させる	急速濾過 上澄み水を砂、砂利の層で濾過する	
膜濾過法	膜濾過 原水に圧力をかけて緻密な孔をもつ膜に通して不純物を除去する		

・残留塩素：塩素による消毒では、殺菌能を保つために塩素が水中に残っている必要がある。これを残留塩素といい、消毒の指標とする。水道法では、給水栓（蛇口）で**遊離残留塩素**（次亜塩素酸、次亜塩素酸イオン）0.1mg/L以上〔**結合残留塩素**（モノクロラミン、ジクロラミン等のクロラミン）では0.4mg/L以上〕を保つこととされている。水道水の安全を確保するために塩素消毒は必須であるが、その一方で塩素消毒による**トリハロメタン**の生成、塩素に耐性を示す**クリプトスポリジウム**による健康への影響が懸念されている。そこで近年、クリプトスポリジウムなどを除去できる浄水法として、膜濾過法が導入されはじめている。

2 下水道

生活または事業活動に起因する廃水と雨水を下水といい、これを排除・処理するために設けられた排水管、処理施設等を下水道という。

● **下水道の種類**

①公共下水道（市町村事業）：主に市街地における下水を排除し、処理場で処理または流域下水道に接続。

②流域下水道（都道府県事業）：2以上の市町村から排除される下水を排除し、処理場で処理。また2以上の市町村から排除される雨水を排除（雨水流域下水道）。

③都市下水路（市町村事業）：主に市街地における雨水を排除。

上記の下水道法に定められた下水道以外に、農業集落排水事業、漁業集落排水事業、地域し尿処理施設、合併浄化槽設置事業によっても下水処理が行われている。

● **下水道普及率**　下水道処理（上記①~③）人口普及率は81.0%（令和5年3月末）。下水道法以外の上記処理事業も含む汚水処理人口普及率は92.9%（令和5年3月末）。し尿処理の水洗化人口率は88.6%（令和4年3月末）。

● **下水の処理**　**表**2-13のように行われている。

🗗 廃棄物処理

廃棄物の排出量は、国民の生活水準の向上とともに昭和60（1985）年頃から急激に増加し、近年は横ばい状態となっている。廃棄物処理は多くの自治体、特に都

遊離残留塩素
水道水を塩素化合物で消毒する（例：塩素ガスを水に溶かす）とき、次亜塩素酸と塩酸が発生し、次亜塩素酸の一部は次亜塩素酸イオンと水素イオンに解離する。このうち、次亜塩素酸と次亜塩素酸イオンを遊離残留塩素という。強い酸化力で微生物やウイルスを破壊して殺菌、消毒する。

結合残留塩素
一般的な浄水場の処理では取り除けないアンモニアやその化合物は、遊離残留塩素と反応してクロラミンとなる。このうち、モノクロラミンとジクロラミンを結合残留塩素という。遊離残留塩素に比べると数分の1であるが、酸化力に由来する強い殺菌、消毒効果をもつ。

トリハロメタン
メタンを構成する4つの水素のうち、ハロゲンに置換した化合物の総称。クロロホルム、ブロモジクロロメタンなどがある。土壌由来の有機物から塩素消毒により発生し、発がん性が指摘されている。

クリプトスポリジウム
耐塩素性を示す腸管寄生原虫でウシ、ブタなどに存在するが、人にも寄生し下痢を主訴とする感染症を引き起こす。平成8年に埼玉県で水道水を介した大規模な集団感染が発生している。

表2-13　下水処理の方法

一次処理		浮遊物を沈殿により除去する。
二次処理	嫌気的処理	嫌気性微生物により有機物を分解する。
	好気的処理	①散水濾床法：貯水池の外に水通りの良い濾過材（接触材）を積み上げ，その上から池の水をシャワー状にかける。その水が濾過材の中を流れ落ちる。 ②活性汚泥法：好気性微生物を含む活性汚泥を下水に加え，曝気槽に流し，酸素を補給して好気性微生物の活発な作用によって有機物を分解する。最終産物は，水や二酸化炭素など無機物となる。
三次処理		下水処理水を再利用，または閉鎖性の水域へ放流する場合は，高度な化学的処理により，リン，窒素などを除去する。

市部において深刻な問題となっている。

　廃棄物の排出抑制や適切な処理により，生活環境の保全と公衆衛生の向上を図ることを目的に「廃棄物の処理及び清掃に関する法律（廃棄物処理法，昭和45年法律第137号）」が定められている。

1　廃棄物の種類

　大きく分けると一般廃棄物，産業廃棄物の2つがある（**図2-2**）。

● **一般廃棄物**　　一般家庭などから出るごみ，し尿など産業廃棄物以外のもの。処理責務は市町村にある。総排出量は4095万t（令和3年度末）。

● **産業廃棄物**　　事業活動によって生じる廃棄物。排出業者の責任で処理することが，廃棄物処理法で義務付けられている。総排出量は約3億7056万t（令和3年度末）。

● **特別管理産業廃棄物**　　産業廃棄物のうち，危険性・有害性の高い廃棄物。病院などから出される感染性産業廃棄物（注射針やメス，点滴チューブなど）はこれに含まれる。処理基準や委託基準が定められている。

2　廃棄物の処理

　家庭ごみなどのじん芥の最終処理方法には，①焼却，②直接埋め立て，③高速堆肥化（コンポスト化），④堆肥化・飼料化などがある。

　①，②の処理にはコストや環境への悪影響のリスクがあることからも，ごみ排出量の抑制，資源のリデュース（reduce；発生抑制）・リユース（reuse；再利用）・リサイクル（recycle；再生利用）といった取り組みが望まれる。

9　建築物衛生

　建築物の衛生確保は，「建築物における衛生的環境の確保に関する法律（建築衛生法）」に基づいて行われている。この法律では，**特定建築物**に対して建築物環境衛生管理基準が定められ，「空気環境の調整」，「給水の管理」，「排水の管理」，「清掃」，「ねずみ等の防除」などが規定されている。このうち，「空気環境の調整」では，空気調和設備を設けている施設では，浮遊粉じん量，一酸化炭素，二酸化炭素，温度，相対湿度，気流，ホルムアルデヒドについて基準が設定されている。

特定建築物
用途が興行場，百貨店，店舗，図書館，博物館，美術館，遊技場，学校などで延べ面積が3,000m^{2}以上（学校は8,000m^{2}以上）の建築物。

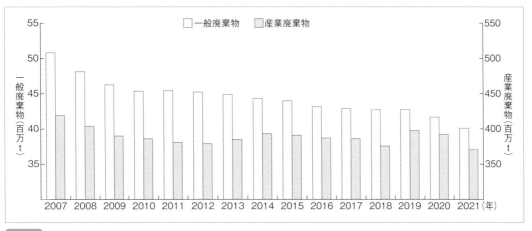

図2-2 廃棄物排出量の推移

資料）環境省：一般廃棄物処理事業実態調査，産業廃棄物処理実態調査

　室内の空気汚染の健康影響には，住宅建材として使用される接着剤，塗料などに含まれる化学物質，カビやダニなどによる皮膚・粘膜刺激症状や不定愁訴などがみられるシックハウス症候群がある。原因物質として特に問題とされるのが，ホルムアルデヒドなどの揮発性有機化合物（VOC）である。現在，厚生労働省によって13物質について室内濃度指針値を定め対策が取られている。また，建築基準法で，ホルムアルデヒドは法定基準値が定められ，クロルピリホスは，使用が禁止されている。

○ Column │ **その他の環境衛生**

1. 圧力

　通常，人は1気圧前後の常圧下で生活している。高気圧，低気圧といった異常気圧環境は，人の体に影響を与え，障害が発生する場合もある。

● **高圧環境**　　潜水または潜函作業で起こる。高気圧中では，締めつけ障害，窒素酔いなどがみられる。減圧後には，高圧により血液中に溶けた窒素が急激な減圧により気泡化して血管が詰まったり，組織を圧迫したりする障害（減圧症）がみられる。

● **低圧環境**　　2，3参照

2. 高所環境

　高所環境では，低温，低気圧，低酸素，強風状態などによる健康障害が現れる。主なものを次にあげる。

● **低酸素症（高山病）**　　頭痛，呼吸困難，吐き気など

● **肺水腫**　　肺の組織に体液がたまる。呼吸困難や泡沫状の痰など

　常に高地に居住しているとその環境に順化し，酸素の摂取，利用，運搬能力が高まり，肺換気量や循環血液量の増加などがみられる。これを利用し，マラソン選手などのスポーツトレーニングが標高2,000〜3,000mの高地で行われる。

3. 無重力環境

　地球上で人は，約1G＊の重力を受けている。しかし，宇宙空間では無重力となるため，体液の量，分布が変化し，体液量の減少，赤血球の変形などが起こる。そのほか，抗重力筋の萎縮や骨密度の低下がみられる。

補足 ｜ *G（万有引力定数）：万有引力の法則において，重力相互作用の大きさを決定する比例定数。重力定数とも呼ばれ，物質の種類に無関係な普遍定数である。

4. 騒音（低周波空気振動を含む）

　騒音は，悪臭や振動とともに感覚的に容易に感じられる公害であり，感覚公害と呼ばれる。身体的な影響だけでなく，精神的，心理的な影響も大きく，快適な生活環境を損なう原因となる。騒音の主な影響を**表1**にまとめた。

　騒音性難聴は，内耳蝸牛の有毛細胞が変性・脱落することによって生じる感音性難聴である。特徴としては，4,000Hz付近の聴力から低下が始まり，進行すると会話音域（500 ～ 2,000Hz）まで広がるため，初期では自覚が困難な場合が多い。いったん，聴力が損失すると回復することがない永久聴力損失となる。

●低周波空気振動　人間の耳では聴取しにくい低周波（100Hz以下。20Hz以下を超低周波という）の空気振動による騒音。睡眠障害や頭痛，イライラ，めまいなどの訴えが多い。発生源としては，風や波などの自然現象，自動車，橋，大型冷蔵庫などである。

表1　騒音の人への主な影響

騒音性難聴	職業性難聴。90dB以上の強烈な騒音の中で働く人にみられ，高音域から難聴が進行する。
精神的不快感	40 ～ 45dB以上。イライラし，落ち着かなくなる。
睡眠障害	40 ～ 50dB以上。就眠を妨げ，早朝覚醒を引き起こす。
生理機能への影響	60dB以上。頭痛，耳痛，心悸亢進，食欲不振，顔面蒼白など
音声聴取力への影響	60 ～ 70dB以上。話し声が聞き取りにくくなる。

5. 振動

　精神的・心理的影響（イライラや落ち着かないなど），睡眠障害などを引き起こすほか，中枢神経や内分泌系に影響を及ぼす。家屋や外壁への損害といった物的損害も引き起こす（**表2**）。

表2　振動による人への主な影響

原因	周波数	症状
車両，航空機，船など	0.1 ～ 3Hz	乗り物酔い，動揺病。中枢神経に影響
	1 ～ 90Hz	全身振動：自律神経系，内分泌系に影響
手持ち工具など	100 ～ 150Hz	局所振動：白ろう病・レイノー現象（手指の蒼白発作），しびれ，痛みなど

注）白ろう病・レイノー現象：チェーンソーやグラインダー等の手持ち工具の使用による手腕の末梢循環障害で5 ～ 15分持続する手指の蒼白発作。

問題 次の記述について○か×か答えよ

環境保全に関する条約等と内容に関する組み合わせ

1 バーゼル条約 — 地球温暖化防止

2 パリ協定 — 有害廃棄物の越境移動と処分

3 モントリオール議定書 — オゾン層破壊防止

4 ワシントン条約 — 水銀の規制

5 ラムサール条約 — 絶滅危機の野生動植物の国際取引の規制

大気汚染物質に関する記述

6 二酸化硫黄はオゾン層破壊の原因物質である。

7 浮遊粒子状物質は粒径が $1\mu m$ 以下の微細な物質である。

8 二酸化炭素は環境基本法で環境基準が定められている。

9 光化学オキシダントは紫外線の作用により二次的に生成する。

10 ダイオキシンは化石燃料の燃焼により特異的に発生する物質である。

温熱に関する記述

11 熱射病は血管拡張により血圧が低下し，脳血流が減少することによって生じる。

12 不快指数は気温，気湿，気流から算出される。

13 熱疲労は発汗による体内の電解質喪失によって筋肉のけいれんが生じる。

14 感覚温度は気湿と輻射熱で算出される。

15 不快指数が85の場合，ほとんどの人が不快に感じる。

上水に関する記述

16 急速濾過法は細菌の除去に優れた浄化法である。

17 大腸菌は基準値が設定されている。

18 pH の基準が設定されている。

19 浄水の過程は濾過→沈殿→消毒である。

20 水銀は検出してはならない。

電離放射線に含まれるもの

21 エックス線

22 紫外線

23 可視光線

24 赤外線

25 マイクロ波

騒音性難聴に関する記述

26 感音性難聴である。

27 4000Hz 付近の聴力低下から始まる。

28 初期で難聴を自覚することは困難である。

29 騒音職場からの配置転換で回復する。

30 職場での予防法として，耳栓の使用が有効である。

1 × バーゼル条約は有害廃棄物の越境移動と処分に関する条約である。
2 × パリ協定は地球温暖化防止に関する協定である。
3 ○
4 × ワシントン条約は絶滅危機の野生動植物の国際取引の規制に関する条約である。
5 × ラムサール条約は水鳥の生息地としての湿地に関する条約である。

6 × 二酸化硫黄は酸性雨の原因物質であり，オゾン層破壊物質はフロンガスである。
7 × 10μm 以下の微細な粒子状物質である。
8 × 二酸化炭素は含まれない。
9 ○
10 × ごみの焼却，たばこ煙，自動車の排ガスなどに含まれる。

11 × 熱射病は体温上昇によって中枢神経機能に異常が生じた状態である。
12 × 気温，気湿から算出される。
13 × 熱疲労は管拡張により血圧が低下し，脳血流が減少することによって生じる。
14 × 気温，気湿，気流から算出される。
15 ○

16 × 急速濾過法は細菌の除去に限界があるため塩素処理が必須である。
17 × 大腸菌は検出されてはならない。
18 ○
19 × 沈殿→濾過→消毒である。
20 × 水銀の基準値は 0.0005mg/L 以下である。

21 ○
22 ～ 25 × 非電離放射線である。

26 ○
27 ○
28 ○
29 × 永久聴力損失であり回復しない。
30 ○

3 健康，疾病，行動に関わる統計資料

Ⓐ 保健統計

ⓐ 保健統計の概要

　保健や医療，健康などに関する諸統計を，保健統計（衛生統計）という。保健統計は公衆衛生の状況を示すもので，衛生行政施策立案の重要な資料ともなる。

　政府が行う統計調査には，**表3-1**のようなものがある。集団の健康管理を行う管理栄養士は，国内外で行われている統計調査の種類，目的，利用方法を理解しておく必要がある。

Ⓑ 人口静態統計

ⓐ 人口静態統計と国勢調査◀1

◀1 33-4

　人口統計には，人口静態統計と人口動態統計（p.34，3-C参照）がある。

●**人口静態統計**　流動的な人口の動きをある時点（10月1日午前0時現在）で止めて，人口の大きさや構成，性，年齢などを把握するものである（断面調査）。代表的なものに，国勢調査（指定統計第1号）がある。

●**国勢調査**◀2　日本に住む外国人を含むすべての人を対象に（全数調査），人口，世帯に関し，性，年齢，就業状態，世帯員の数などを調べる。インターネット回答が可能だが，回答のなかった世帯は国勢調査員が調査票を配布，回収する。10年ごとに大規模調査が行われ中間年次の5年目に簡易調査が行われる。大規模調査と簡易調査の違いは調査事項数にある。総務省が実施する。

◀2 36-16

ⓑ 人口の推移；総人口，人口ピラミッド，人口指標

① 総人口

　日本の総人口は約1億2550万2千人である〔令和3（2021）年10月1日現在〕。現在までの人口の推移のポイントは次の通りである。

・昭和25（1950）～30（1955）年：戦中・戦後の混乱期には人口増加率は異常な低下と上昇をみせた。この時期の人口増加率は1.4%である。

・昭和30（1955）～45（1970）年：人口増加率1.0%程度で推移。

・昭和45（1970）～50（1975）年：戦後のベビーブーム期に生まれた女子が「い

基幹統計
行政機関が作成する統計のうち総務大臣が指定する特に重要な統計。統計法で指定。

一般統計
行政機関が行う基幹統計以外のもの。

衛生行政報告例
衛生行政運営の基礎資料を得ることを目的とする調査。衛生関係法規の施行に伴う都道府県，指定都市および中核市の衛生行政の実態を把握する。

表3-1 主な保健統計（政府が行うもの）

基幹統計	国勢調査，人口動態調査，国民生活基礎調査，患者調査，学校保健統計調査など
一般統計	国民健康・栄養調査，**衛生行政報告例**，体力・運動能力調査

わゆる出産適齢期」に達したことから，昭和46（1971）〜49（1974）年は第二次ベビーブーム期となり，出生率が上昇。昭和45〜50年の人口増加率は1.5％に上昇。

・昭和50（1975）〜55（1980）年：昭和48（1973）年をピークに出生率が低下。人口増加率も0.9％と低下。

・昭和60（1985）〜平成12（2000）年：人口増加率の低下が続き，昭和60（1985）〜平成2（1990）年は0.4％，平成7（1995）年以降では0.2％前後となっている。

・平成17（2005）年以降：平成16（2004）年の推計では約1億2778万7千人だったが，平成17（2005）年では約1億2776万8千人と，統計がはじまって以来，初めて人口減となった。平成17年以降の人口増加率は横ばいであった。23年以降は減少が続いている。また，**自然増減数**は平成19（2007）年にマイナスに転じ，以降マイナスが続いている。

自然増減数
出生数から死亡数を減じたもの。
　出生数>死亡数→プラス
　出生数<死亡数→マイナス
自然増減率は，自然増減数を人口で除し，1,000で乗じたもの。

2 人口ピラミッド

　人口を性・年齢別に図示したもの。過去の出生や死亡，人口の流入・流出などの結果であり，各時代の社会状況の影響や現在の人口構造を読み取ることができる。

　人口ピラミッドは，**図3-1**のように分類される。日本の人口ピラミッドは，第一次，第二次ベビーブームの出生数の突出と昭和50年以降の出生数の減少から2つの膨らみをもつ「つぼ型」である（**図3-2**）。

◀34-2 ### 3 人口指標◀

　年齢を，①年少人口（0〜14歳），②生産年齢人口（15〜64歳），③老年人口（65歳以上）の3つに区分しそれぞれの全人口に対する割合や，生産年齢人口に対する比の指数を，人口構造を理解するための指標とする（**表3-2**）。なお，年少人口と老年人口の和を従属人口という。

　年齢3区分別人口の割合は**図3-3**の通りである。日本では，第二次世界大戦後の第一次ベビーブーム後および第二次ベビーブーム後，年少人口の割合が減少し，老年人口の割合が増加しており，**少子高齢社会**となっている。わが国の高齢化の特徴として，後期高齢者（75歳以上）の増加が著しいことがあげられる。

　令和4（2022）年10月1日現在の人口推計では，老年人口割合29.0％，老年

少子高齢社会の原因
①平均余命の延長
②出生率の低下
多産多死から少産少死へと変わったことが背景にある。

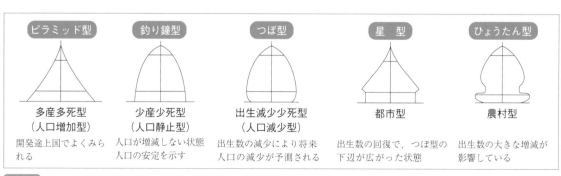

ピラミッド型	釣り鐘型	つぼ型	星型	ひょうたん型
多産多死型 （人口増加型）	少産少死型 （人口静止型）	出生減少少死型 （人口減少型）	都市型	農村型
開発途上国でよくみられる	人口が増減しない状態 人口の安定を示す	出生数の減少により将来人口の減少が予測される	出生数の回復で，つぼ型の下辺が広がった状態	出生数の大きな増減が影響している

図3-1 人口ピラミッド

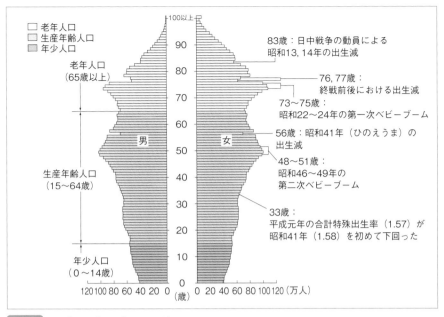

図3-2　わが国の人口ピラミッド
資料）総務省統計局：人口推計（2022年10月1日現在）

表3-2　人口指標と求め方

指　標		算出式	備　考
年少人口指数	19.5	年少人口/生産年齢人口×100	開発途上国で高くなる
老年人口指数	48.8	老年人口/生産年齢人口×100	先進国で高くなる
老年化指数	249.9	老年人口/年少人口×100	わが国は世界のトップレベルにある
従属人口指数	68.4	（年少人口＋老年人口）/生産年齢人口×100	開発途上国で高くなる

調査時点 2022年

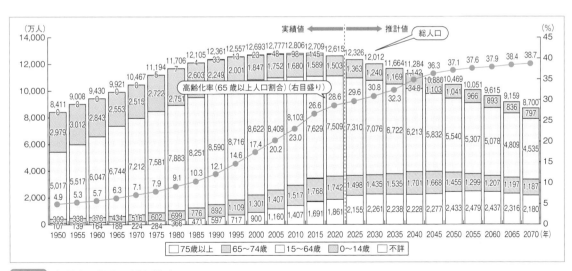

図3-3　高齢化の推移と将来推計
資料）2020年までは総務省「国勢調査」，2025年以降は国立社会保障・人口問題研究所「日本の将来推計人口（令和5年推計）」の出生中位・死亡中位仮定による推計結果
注）2016年以降の年齢階級別人口は，総務省統計局「平成27年国勢調査　年齢・国籍不詳をあん分した人口」による年齢不詳をあん分した人口に基づいて算出されていることから，年齢不詳は存在しない。なお，1950～2015年の高齢化率の算出には分母から年齢不詳を除いている。

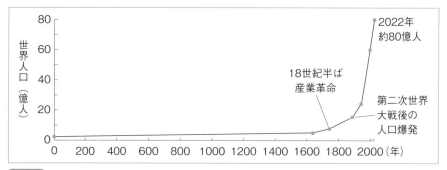

図3-4 世界人口の推移

資料）国際連合：World Population Prospects 2022

超高齢社会
老年人口割合が 21％を
超えた社会。
日本は平成 19（2007）
年より超高齢社会となっ
ている。高齢者 1 人を約
2 人の生産年齢人口が支
えている（2022 年現在）。

化指数（年少人口に対する老年人口の比）249.9 であり，**超高齢社会**となっている。
高齢化率（65 歳以上人口が総人口に占める割合）は，「団塊の世代」が 75 歳以上
となる 2025 年には 30％に，第 2 次ベビーブーム（1971 ～ 1974 年）世代が 65
歳となる 2040 年には 35.3％に達すると推計されている。

　年少人口割合は，昭和 25（1950）年 35.4％，平成 2（1990）年 18.2％であっ
た。令和 4（2022）年は 11.6％であり，低下が続いている。

c 世界の人口

世界人口の動向

　世界人口は約 80 億人である（2022 年）。**図 3‒4** をみると，18 世紀半ばの産業
革命以降，人口が増加し，第二次世界大戦後に増加が加速したことがわかる。第二
次世界大戦後の人口増加は急激で，人口爆発（population explosion）とも呼ば
れる。その原因は開発途上国での著しい人口増加と世界的な死亡率の低下と考えら
れている。世界人口は 2050 年までに 97 億人となると予測される。

　世界人口の約 60％をアジアが占め，開発途上国は約 80％を占める。

　各国の老年人口割合は，先進諸国で特に高くなっており，開発途上国の中でも高
齢化（老年人口割合 7 ％）に近づいている国が出てきている。

C 人口動態統計

◀1 36-16
33-4

a 人口動態統計と各指標の届出制度 ◀1

●**人口動態**　　一定期間の人口の変動（人口経年変化）をいう。

●**人口動態統計**　　人口動態の要因である出生，死亡，死産，婚姻，離婚の届け出
　を集計し，厚生労働省がまとめているもの。届け出は，各市町村から保健所，都
　道府県（政令市）を経て，厚生労働省で集計される。

◀2 37-4
35-2
34-1

b 出生 ◀2

●**出生に関する指標**　　主なものを表 3‒3 にまとめた。

表3-3 出生に関する主な指標

	算出式	備考
出産数	出生数＋死産数	
出生率	出生数／その年の人口× 1,000	通常，人口千対で示す
合計特殊出生率 （粗再生産率）	$\left\{\dfrac{母の年齢別出生数}{同年齢の女性人口}\right\}$ の 15 歳から 49 歳までの合計	1 人の女性が仮にその年次の年齢別出生率で一生の間に生む平均子ども数
総再生産率	$\left\{\dfrac{母の年齢別女児出生数}{同年齢の女性人口}\right\}$ その年次の15 歳から49歳までの合計	1 人の女性が仮にその年次の年齢別出生率で一生の間に生む平均女児数
純再生産率	$\left\{\dfrac{母の年齢別女児出生数}{同年齢の女性人口}\times\dfrac{女性の生命表の同年齢の定常人口}{10 万人}\right\}$ その年次の 15 歳から 49 歳までの合計	総再生産率に母親の世代の死亡率を考慮した場合の平均女児数。1 人の女性が次の世代の母親を何人残すかを表す

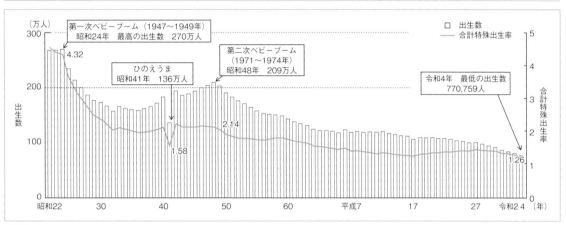

図3-5 出生数および合計特殊出生率の推移

資料）厚生労働省：人口動態統計

●現在の動向（図 3 - 5 ）

○合計特殊出生率 1.26（令和 4 年），純再生産率 0.63（令和 3 年）。

○合計特殊出生率が 2.1 程度，あるいは純再生産率が 1 以上で将来人口は増加し，下回ると減少する。日本は，合計特殊出生率・純再生産率ともに低下傾向にあったが，平成 17 年以降，やや上昇し，その後は横ばいとなっている。

○最も合計特殊出生率が高いのは 30 ～ 34 歳，第 1 子出生の母親の平均年齢は 30.9 歳である（令和 4 年）。

○出生数減少の原因：非婚化や晩婚化を背景とした 20 代の出産の減少と，女性が一生に生む子ども数の減少（出生力の低下）。

C 死亡

37-4
36-4
35-2
35-4
34-1

死亡に関する統計は，その集団の健康状態を反映するといえる。

●死亡に関する指標 主なものを表 3 - 4 にまとめた。

・粗死亡率：性別，年齢別などのカテゴリー分けをせず，全人口と全死亡から計算する。また，粗死亡率は高齢化により高くなる。衛生状態が良好な地域では高齢者の割合が多くなり，粗死亡率が高くなる。

●現在の動向 令和 4 （2022）年の死亡数は 156 万 9,050 人，粗死亡率は

表3-4 死亡に関する主な指標

	算出式	備　考
粗死亡率	1年間の死亡数/年央人口×1,000	●人口1,000人当たりの死亡数 ●単に「死亡率」とも表される。
年齢調整死亡率 直接法／標準化死亡率	年齢調整死亡率＝ $$\frac{\left(\substack{観察集団の年齢\\階級別死亡率}\times\substack{年齢階級別\\基準人口}\right)\text{の各年齢}階級の合計}{基準人口の総和（昭和60年モデル人口）}$$ ×1,000（または100,000）	●対象集団が大きいときに用いられる。 ●厚生労働省の人口動態統計ではこの方法を用いている。
年齢調整死亡率 間接法（標準化死亡比：SMR）から求める	標準化死亡比（SMR）＝ $$\frac{観察集団の死亡数}{\left(\substack{基準集団の年齢\\階級別死亡率}\times\substack{観察集団の年\\齢階級別人口}\right)\text{の各年齢}階級の合計}\times 100$$ 年齢調整死亡率（間接法）＝ 基準集団の死亡率×$\frac{SMR}{100}$×1,000（または100,000）	●対象集団が小さいときに（市町村別など）用いられる。SMR単体で比較することが多い。
PMI ; proportional mortality indicator* （50歳以上死亡割合）	50歳以上死亡数/全死亡数×100	●若年死亡が少ないほど，値は大きい。 ● PMIの値が高い＝健康水準が高いと判断される。日本は97.6%（2022年）と高水準となっている。 ●国・地域の衛生状態を表す。

注）*同義で用いられることのあるPMR（proportional mortality ratio）は，周産期死亡率（perinatal mortality ratio）の意味で用いられることもあるので，使用しないほうがよい。

12.9（人口千対）である。今後も人口の高齢化により，高くなると予想される。

🅳 死因統計と死因分類（ICD）

　集団の衛生状態，健康状態が改善されると，死因は感染症から非感染症に移るといった傾向がある。このことからも，集団の死因を分析することは，保健・衛生政策を行う上で非常に重要なことである。なお，2020〜2021年は，新型コロナウイルス感染症（COVID-19）の蔓延により，感染症による死亡が増えた。

1 国際疾病分類

　日本の死亡統計の死因別区分は，WHOの国際疾病・傷害および死因統計分類（ICD）によっている。ICDは，医学の進歩と多数化する用途に答える形でほぼ10年ごとに改正が行われている。平成28年からICD-10（2013年版）準拠が適用されている。

2 主要死因の動向

　表3-5に日本の死因順位の推移をあげた。ポイントを以下に示す。

○悪性新生物は，昭和56（1981）年から現在まで第1位を占めている（それ以前は脳血管疾患が長い間第1位を占めていた）。

○近年，悪性新生物・心疾患・脳血管疾患の3疾患（三大死因）で全死亡の約60%を占める状況が続いていた。平成23（2011）〜28（2016）年は肺炎が第3位であった。令和元（2019）年からは老衰が3位となった。

○平成7（1995）年に心疾患が大幅に減少したのは，ICDの改訂と死亡診断書の改正によるものと考えられる。また，平成29（2017）年から肺炎が5位と

表3-5　**死因順位・死亡率の推移（人口 10 万対，年次別）**

年　次	第 1 位		第 2 位		第 3 位		第 4 位		第 5 位	
	死　因	死亡率	死　因	死亡率	死　因	死亡率	死　因	死亡率	死　因	死亡率
1950 昭和 25	全　結　核	146.4	脳血管疾患	127.1	肺炎及び気管支炎	93.2	胃　腸　炎	82.4	悪性新生物	77.4
・55 30	脳血管疾患	136.1	悪性新生物	87.1	老　　　　衰	67.1	心　疾　患	60.9	全　結　核	52.3
・65 40	脳血管疾患	175.8	悪性新生物	108.4	心　　疾　　患	77.0	老　　衰	50.0	不慮の事故	40.9
・75 50	脳血管疾患	156.7	悪性新生物	122.6	心　　疾　　患	89.2	肺炎及び気管支炎	33.7	不慮の事故	30.3
・85 60	悪性新生物	156.1	心　疾　患	117.3	脳 血 管 疾 患	112.2	肺炎及び気管支炎	42.7	不慮の事故	24.6
・95 平成 7	悪性新生物	211.6	脳血管疾患	117.9	心　　疾　　患	112.0	肺　　　　炎	64.1	不慮の事故	36.5
2005 17	悪性新生物	258.3	心　疾　患	137.2	脳 血 管 疾 患	105.3	肺　　　　炎	85.0	不慮の事故	31.6
・15 27	悪性新生物	295.5	心　疾　患	156.5	肺　　　　炎	96.5	脳 血 管 疾 患	89.4	老　　衰	67.7
・20 令和 2	悪性新生物	307.0	心　疾　患	166.7	老　　　　衰	107.5	脳 血 管 疾 患	83.5	肺　　炎	63.6
・22 4	悪性新生物	316.1	心　疾　患	190.9	老　　　　衰	147.1	脳 血 管 疾 患	88.1	肺　　炎	60.7

注）1. 昭和 22 ～ 47 年は沖縄県を含まない。
　2. 死因分類は平成 29 年以降は ICD-10（2013 年版），平成 7 年以降は第 10 回分類による。なお，昭和 54 ～平成 6 年は第 9 回分類，昭和 43 ～ 53 年は第 8 回分類，昭和 42 年以前は第 7 回分類によるが，53 年以前はほとんど第 8 回分類による死因名を用いている。
　3. 平成 6 年以前の「老衰」は「精神病の記載のない老衰」，「不慮の事故」は「不慮の事故及び有害作用」のことである。
　4. 平成 7 年以降の「心疾患」は，「心疾患（高血圧性を除く）」のことである。
資料）厚生労働省：人口動態統計

なったことについても，原死因選択ルールの明確化に伴うものとされる。

○肺炎は，昭和初期まで高い死亡率を示していたものの，昭和 30 年代に入り低下。しかし，人口の高齢化に伴い昭和 55（1980）年ごろから再び増加傾向を示した。年齢階級別では高齢者に高く，特に 80 歳以上で高率となっている。

ⓔ 年齢調整死亡率；直接法，標準化死亡比 ·····························

1 年齢調整死亡率と標準化死亡比

年齢は交絡因子として働くため，集団間の比較や経時的変化の観察では基準集団を設定し，年齢構成の影響を排除した（＝標準化した）死亡率を求める必要がある。

○ Column　**主要死因の状況（令和 4 年）**

●**悪性新生物〈腫瘍〉**　粗死亡率は 316.1（人口 10 万対），死因順位第 1 位で，なお上昇傾向にある。男女別の傾向をみると，部位により，粗死亡率，死亡数割合，年齢調整死亡率（p. 85，**図 6-1 参照**）の傾向が異なる。
　男性：年齢調整死亡率の推移をみると，肺は平成 10 年ごろまで大きく上昇，近年微減傾向にある。大腸は昭和 30 年代から上昇し，近年はほぼ横ばいである。一方，胃は昭和 40 年代から大きく低下している。死亡数は，気管，気管支及び肺が最も多く，大腸（結腸と直腸 S 状結腸移行部及び直腸），胃，膵の順。
　女性：年齢調整死亡率の推移をみると，肺は平成 10 年ごろまで大きく上昇，近年微減傾向にある。大腸は昭和 30 年代から上昇し，近年ほぼ横ばいである。乳房は昭和 40 年代から上昇傾向を示している。一方，胃は昭和 40 年代から大きく低下，子宮は昭和 30 年から大きく低下し，近年は横ばいである。死亡数は，大腸が最も多く，気管，気管肢及び肺，膵，胃の順。
●**心疾患**　粗死亡率は 190.9（人口 10 万対）で，死因順位第 2 位である。年齢調整死亡率は，平成 5 年までは男女とも大きな変動がなく推移していたが，6 年以降は低下傾向である。
●**脳血管疾患**　脳血管疾患のうち脳内出血死亡率は，昭和 35 年以降低下している。脳梗塞の死亡率は昭和 55 年頃まで上昇したが，50 前後（人口 10 万対）で推移している。くも膜下出血は，近年横ばいで推移している。
●**肺炎**　粗死亡率は 60.7（人口 10 万対），死因順位第 5 位である。年齢調整死亡率は，男女とも平成 7 年以降は低下と上昇を繰り返している。

標準化された死亡率を，年齢調整死亡率という。標準化に用いる基準人口は，令和2（2020）年から「平成27（2015）年モデル人口」を用いている。国際比較では，世界人口を用いる。人口構成が基準人口と等しい場合，粗死亡率と年齢調整死亡率は等しくなる。標準化の方法には直接法と間接法がある（p.36，**表3−4**参照）。

●**直接法**　観察集団の年齢別死亡率が基準集団の人口構成で起きた場合の死亡率を求める方法である。一般的には直接法が用いられる。

●**間接法（標準化死亡比：SMR）**　基準集団の年齢別死亡率が観察集団の人口構成で起きた場合の**期待死亡数**と実際の観察死亡数との比（SMR）から求める方法である。観察集団の年齢別死亡数を必要としない方法である。SMR単体で比較することが多い。

期待死亡数
観察集団の死亡率が基準集団と同じと仮定した場合に期待される死亡者数。

◀34-2
34-8

２ 疾病構造の変化▶

図3−6に，性・主要死因別にみた年齢調整死亡率を示した。年齢調整死亡率は年々低下し，年齢構成の影響を取り除いた死亡の状況は，男女共改善されている。死因の上位は感染症から生活習慣病へと推移している。一般に，開発途上国では感染症が上位を占め，先進国では生活習慣病が上位を占める傾向がみられる。

f　死産，周産期死亡，乳児死亡，妊産婦死亡

人口動態統計で集計される死産，周産期死亡，乳児死亡，妊産婦死亡についての統計は，母子保健の現状，水準を理解する上で重要である。

１ 死産

●**定義**　妊娠満12週以後の死児の出産。自然死産と人工死産に分けられる（**図3−7**）。
・人工死産：胎児の母体内生存が確実なときの人工的処置による死産。

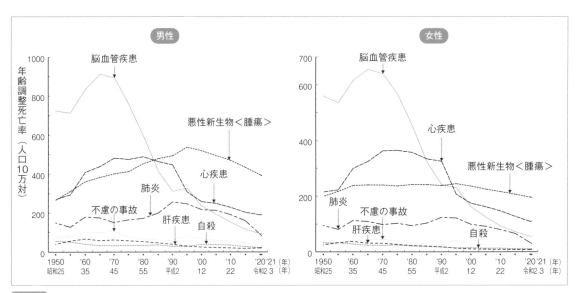

図3-6　性・主要死因別に見た年齢調整死亡率（人口10万人対）の年次推移（平成27年モデル人口）
注）年齢調整死亡率の基準人口は、2015年（平成27年）モデル人口である。
　　死因名等はICD-10（2013年版）の死因年次推移分類による。
資料）厚生労働省：人口動態統計

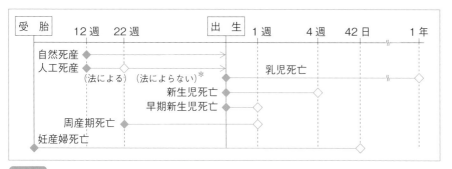

図3-7 死産・死亡の定義

注）＊母体の生命を救うための緊急措置の場合などに限られる。◇は未満を示す。

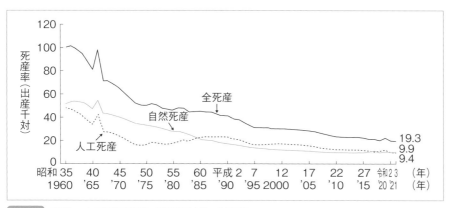

図3-8 自然－人工別死産率（出産千対）の推移

資料）厚生労働省：人口動態統計

・自然死産：人工死産以外の死産。

●**死産率**　死産数／出産数（＝出生数＋死産数）×1,000（出産千対）

●**動向**　図3-8参照。昭和41（1966）年のひのえうまによる変動を除けば，次のような傾向がみられる。

・自然死産率：昭和35（1960）年ごろから低下傾向。

・人工死産率：昭和60（1985）年に自然死産率を上回り，その後横ばいから低下した。1990年代後半から緩やかな上昇傾向にあったが，平成15（2003）年以降再度低下している。

2　周産期死亡

●**定義**　妊娠満22週以後の死産と生後1週未満の早期新生児死亡を合わせたもの。

●**周産期死亡率**　（妊娠満22週以後の死産数＋早期新生児死亡数）／〔出産数（＝出生数＋妊娠満22週以後の死産数）〕×1,000

●**動向**　年々低下しており，諸外国と比較しても低率で世界トップレベルの水準となっている（**表3-6**）。満28週以後の死産が多いことが特徴である。

●**その他**　この時期の死亡は，母体の健康状態に強く影響されることから，地域の衛生水準の指標として重要である。WHOの提唱により，1950年以降統計がとられている。

表3-6 **周産期死亡率（変更前の定義：出生千対）の国際比較**

	昭和45年 (1970)	55 ('80)	平成2 ('90)	12 (2000)		22 ('10)		27 ('15)		令和2 ('20)
日　　　　本[1]	21.7	11.7	5.7		3.8		2.9		2.5	2.1
アメリカ合衆国	27.8	14.2	9.3		7.1	'09) 6.3		6.0	'15) 6.0
フ ラ ン ス	20.7	13.0	8.3	'99) 6.6		11.8	'10) 11.8		'10) 11.8
ド　イ　ツ[2]	26.7	11.6	6.0	'99) 6.2	'07) 5.5		5.6	'18) 5.6
スウェーデン	16.5	8.7	6.5	'02) 5.3		4.8		5.0	'18) 4.7
イ ギ リ ス[3]	23.8	13.4	8.2		8.2	'09) 7.6		6.5	'18) 6.2

資料）厚生労働省「人口動態統計」，WHO「World Health Statistics Annual」，UN「Demographic Yearbook」
注1）国際比較のため，周産期死亡は変更前の定義（妊娠満28週以後の死産数と早期新生児死亡数を加えたものの出生千対）を用いている。
　2）1990年までは，旧西ドイツの数値である。
　3）1980年までは，イングランド・ウェールズの数値である。

③ 乳児死亡

●**定義**　生後1年未満の死亡。

●**乳児死亡率**　生後1年未満は死亡の危険が高いことから，乳児死亡率については，次のように生存期間を分類して死亡率が算出されている。

・早期新生児死亡率：生後1週未満の死亡数／出生数×1,000

◀34-16
33-15

・新生児死亡率：生後4週未満の死亡数／出生数×1,000

・乳児死亡率：生後1年未満の死亡数／出生数×1,000

●**動向**　大正末期までは150（出生千対）以上だったが，時代とともに低下し，令和3（2021）年は1.7と世界でも非常に良好な水準にある。

●**原因**◀　令和3（2021）年では，第1位は**先天奇形**，変形および**染色体異常**である。以下，周産期に特異的な呼吸障害等，不慮の事故，**乳幼児突然死症候群**（SIDS）と続く。

●**その他**　乳児の生存は，母体の栄養状態や健康状態，養育環境などに大きく作用されることから，国・地域の保健衛生状態，社会状態の指標の一つとして用いられる。幼児（1～4歳）の死亡率は欧州諸国と比べると比較的高い。

④ 妊産婦死亡

●**定義**　妊娠中または妊娠終了後満42日未満の死亡。

●**妊産婦死亡率**　妊産婦死亡数／出産数（＝出生数＋死産数）×100,000

（実数が少ないため，出産10万対で表される。ただし，国際比較は出生10万対を用いる。）

●**動向**　妊産婦死亡率は，令和4（2022）年で4.2と，戦後大きく改善されてきた（昭和22年は168）。

先天奇形
生まれつきみられる形態異常のこと。機能障害を来しやすい。

染色体異常
染色体の数が増減していたり，一部欠失していたりなど，染色体の構成が正常のものと異なること。これらの異常が体細胞に発生すると細胞死やがん化が生じ，生殖細胞に発生すると流産や出生時の遺伝病を引き起こす。

乳幼児突然死症候群（SIDS）
生前の健康状態および既往歴からその死亡が予測できず，原因が固定されない1歳未満の児の突然死。リスクとしてうつぶせ寝，妊婦や養育者の喫煙，非母乳哺育等が指摘されている。

○ Column ｜ **周産期死亡の原因**

　周産期死亡の原因を人口動態統計では母体側（母側病態）と胎児側（児側病態）から評価している。
　母側病態：母体に原因なし，現在の妊娠とは無関係の場合もありうる母体の病態，胎盤・臍帯および卵膜の合併症で，約9割を占める。
　児側病態：周産期に発生した病態，先天奇形，変型および染色体異常でほとんどを占める。

D 生命表

生命表とは，作成期間における死亡の状況が変わらないと仮定したとき，同一時点に生まれた集団が死亡減少していく過程で，各年齢の生存者が平均してあと何年生きることができるか，定常状態の人口構造はどのような様相を示すかなどを，死亡率，生存数，平均余命などの生命関数で表現しているものである。

厚生労働省では，完全生命表と簡易生命表を作成している。

● **完全生命表**　5年ごとの国勢調査による確定人口と，その年の人口動態統計（確定数）に基づいて作成。生命表の確定版ともいわれる。

● **簡易生命表**　毎年，人口動態統計（概数）と推計人口を用いて作成。完全生命表とのずれはほとんどない。公表時期も比較的早いことから，最新の平均余命などの動向を知るのに適している。

a 生命表

生命表は，**表3-7**に示した生命関数から作成される。

b 平均余命と平均寿命◀

◀35-3

● **平均余命**　当該年齢（x 歳）時にあと何年生きられるかを示すもの。平均余命は人口構成の影響を受けないことから，国際比較など異なる地域集団を比較する場合に有用な健康指標である。がん患者などの予後の判定にも利用できる。

● **平均寿命**　0歳時の平均余命であり，すべての年齢の死亡状況を集約したものとなっており，保健福祉水準を総合的に示す指標である。ただし，早期新生児死亡の影響から（0歳児の平均余命）より生後数週後（2〜4週）の平均余命が長い。

日本人の**平均寿命**は，明治，大正期には低い水準（40年台）にあったが，昭和に入ると延び始めた。令和4年簡易生命表によると，男性81.05年，女性

平均寿命延伸の理由
生活環境・栄養状態の改善および医療技術の進歩による乳幼児および青年の死亡率の低下と中高年の慢性疾患による死亡率の減少があげられる。

表3-7 **生命関数**

死亡率	nq_x	x 歳に達した者が（$x+n$）歳に達しないで死亡する確率 nq_x（死亡率）がわかれば，生命表が作成できる。n は年齢階級
生存数	l_x	10万人の出生者が上記の死亡率に従って死亡する場合，x 歳に達するまで生き残る人数の期待値
死亡数	nd_x	x 歳の生存者 l_x 人のうち（$x+n$）歳に達しないで死亡する人数の期待値 死亡数（nd_x）＝生存数（l_x）×死亡率（nq_x）
定常人口	nL_x	毎年10万人の出生があり，かつ上記の死亡率が一定不変と仮定すれば，人口は定常状態になる。この場合の x 歳以上 $x+n$ 歳未満の人口を，年齢階級 $x \sim x+(n-1)$ 歳における定常人口という
	T_x	x 歳以上の定常人口 L_x の合計
平均余命	$\mathring{e}_x$	x 歳の者がその後生存する年数の期待値 平均余命（$\mathring{e}_x$）＝ $\dfrac{x \text{歳以上の定常人口}（T_x）}{x \text{歳の生存数}（l_x）}$

87.09 年であった。影響を与える死因は，男女ともに悪性新生物や，新型コロナウイルス感染症などで，死亡率の変化が平均寿命を縮める方向に働いている。

●**平均寿命の国際比較**　　国により作成期間などが異なり一概にはいえないが，入手可能なデータによる比較では，日本は世界有数の長寿国の一つである（**表3‑8**）。

◀1 35-3　**c** 健康寿命◀1 ....

平均寿命が延び，超高齢社会となった現代において，人生の長さだけでなく，いかに生きるかという質が注目されてきている。「健康日本21（第三次）」でも，健康寿命の延伸が目標の一つとなっている。

●**健康寿命の定義**　　健康の定義により健康寿命は変わるが，一般的には認知症または寝たきりにならない状態で生活できる期間とする場合が多い。

WHO では，各国のデータと専門家の意見により，健康寿命に当たる概念である DALY（disability-adjusted life years；障害調整生存年数）を用いている。

●**日本人の健康寿命**　　令和元（2019）年は，男性 72.68 年，女性 75.38 年であり，2010 年と比較し，男性で 2.2 年以上，女性で 1.7 年以上延伸した。

E　傷病統計

国民の疾病構造を知るための統計調査は，患者調査，国民生活基礎調査などがある。

◀2 36-16　**a** 患者調査◀2 ....
33-4

1 目的
国民（病院・診療所を受診する患者）の傷病状況，受療状況，医療の供給状態の把握。

2 調査方法
3 年に一度，層化無作為抽出された医療施設（病院，一般診療所，歯科診療所）で実施。10 月の指定された 1 日（退院患者については指定された日までの 1 か月）について，調査日に医療施設を利用したすべての患者を調査客体として調査。医療施設の管理者が記入。

3 調査内容
医療施設側からみた（国民生活基礎調査との違いに注意）受療率（入院受療率，外来受療率），推計患者数，平均在院日数，入院期間など。

表3-8 平均寿命の国際比較　　　　　　　　　　　　　　　　　　（単位　年）

	男 性	女 性	作成期間		男 性	女 性	作成期間
日　本	81.05	87.09	2022	イギリス	79.04	82.86	2018-2020
アイスランド	80.9	83.8	2022	フランス	79.35	85.23	2022
スウェーデン	81.34	84.73	2022	ドイツ	78.54	83.38	2019-2021
スイス	81.6	85.4	2022	アメリカ合衆国	73.5	79.3	2021

資料）厚生労働省：令和 3 年簡易生命表の概況
注）当該政府からの資料によるもの

4　動向など

　調査結果は**表**3-9，3-10，**図**3-9 参照（厚生労働省ホームページで閲覧可）。

　患者調査で推計される総患者数（傷病別推計）は，継続的に医療を受けている者（調査日には医療施設で受療していない者を含む）の数を推計したものであるため，実際に疾病にかかっている者の数とは必ずしも一致しない。

表3-9　患者調査の主な調査項目と動向（令和 2 年調査）

	定 義	動向・ポイント
受療率	調査日に医療施設で受療した 10 万人当たりの推計患者数 ＊集団の傷病量を表す指標	●年齢階級別：入院で低いのは男女ともに 5 ～ 14 歳，最も高いのは男女ともに 90 歳以上。外来で最も低いのは男性は 20 ～ 24 歳，女性は 15 ～ 19 歳。最も高いのは男性は 80 ～ 84 歳，女性は 75 ～ 79 歳（**図**3-10 参照） ●傷病分類別：高いのは，入院では「精神および行動の障害」，「循環器系の疾患」，「新生物（腫瘍）」。外来では「消化器系の疾患」，「循環器系の疾患」，「筋骨格系および結合組織の疾患」（**表**3-10 参照）
推計患者数	調査日当日に医療施設で受療した患者の推計数	●入院 121 万 1 千人，外来 713 万 7 千人 ● 65 歳以上が入院の 75%，外来の 51% を占め，増加傾向
総患者数	調査日には受療していないが，継続的に医療を受けている者も含めて推計した患者数 ＊推計患者数に再診患者の診療間隔を考慮し算出	●「本態性高血圧」，「歯肉炎および歯周疾患」，「脂質異常症」，「2 型糖尿病」，「う蝕」の順で多い ●有病率を求める際に用いられる（ある疾病の総患者数を人口で割ったものがその疾病の有病率）
入院患者の入院期間	入院患者の調査日までの入院期間	●病院では 3 か月以上の入院が療養病床 66.5%，医療保険適用病床 65.3%，介護保険適用病床 86.5% と高い
退院患者の平均在院日数	調査対象期間中に退院した患者の在院日数の平均	●年齢階級の上昇につれて平均在院日数が長くなっている ●「精神および行動の障害」が 249.2 日と最も長く，次いで「神経系の疾患」83.5 日，「循環器系の疾患」41.5 日となっている

表3-10　傷病別受療率（人口 10 万対）

	総　数	960
入院	精神および行動の障害	188
	（統合失調症等）	(113)
	循環器系	157
	（脳血管疾患）	(98)
	損傷，中毒	107
	新生物〈腫瘍〉	100
	神経系	100
	総　数	5,658
外来	消化器系	1,007
	筋骨格系	718
	循環器系	652
	（高血圧性）	(471)
	呼吸器系	371
	内分泌系	343
	（糖尿病）	(170)

注）入院患者：約 121 万人，外来患者：約 714 万人
資料）厚生労働省：令和 2 年患者調査

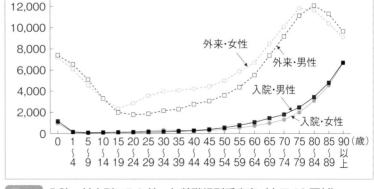

図3-9　入院・外来別にみた性・年齢階級別受療率（人口 10 万対）
資料）厚生労働省：令和 2 年患者調査

b 国民生活基礎調査

1 目的

　保健，医療，福祉，年金，所得など国民生活の基礎的な事項を世帯面から調査し，厚生労働行政の企画や運営に必要な基礎資料を得ること。

2 調査方法

　○層化無作為抽出された全国の世帯が調査客体。

　○３年ごとに大規模調査が，中間の各年は小規模調査が実施されている。

　○最新の大規模調査年は令和４（2022）年である。

　○調査票は世帯票，健康票，介護票，所得票，貯蓄票で構成されている。うち，健康票，介護票，貯蓄票は大規模調査年のみ実施する。

　○調査票は世帯員が自ら記入し，調査員が後日回収。

3 調査内容，調査結果

　健康票からは，有訴者率，通院者率，治療方法，健康状態，健康診断受診状況など，世帯票では家族構成など，介護票では介護の状況，原因などを調査している。調査結果は，**表3-11**，**図3-10** 参照（厚生労働省ホームページで閲覧可）。

表3-11 国民生活基礎調査の主な調査項目と動向（令和４年調査）

	定義など	動向・ポイント
有訴者率	●有訴者：病気やけがなどで自覚症状のある者 ●有訴者数（推計）/ 世帯人員×1,000	●年齢階級別：年齢階級が上がるに従って，上昇。75歳以上では約半数が有訴者（**図3-12**） ●男女とも「腰痛」，「肩こり」が多い。
通院者率	●病気やけがで病院や診療所，あんま・はり・きゅう・柔道整復に通っている者 ●通院者数（推計）/ 世帯人員×1,000	●男性 401.9，女性 431.6 で女性が高い（人口千対）。 ●年齢階級別：9歳以下の 131.3 が最も低く，年齢階級が高くなるに従って上昇。80歳以上で 727.6 となっている。 ●通院者の傷病：男女とも「高血圧症」が最も高い。
健診，人間ドックの受診状況	●過去１年間の健診（健康診断や健康診査）や人間ドックの受診状況（20歳以上）	●受けた者は 69.2%，男女とも 50 ～ 59 歳が最も高い。

注）有訴者には入院者は含まないが，有訴者率を算出するための分母となる世帯人員には入院者を含む。

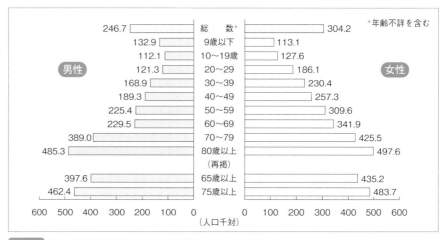

図3-10 性・年齢階級別にみた有訴者率（人口千対）

資料）厚生労働省：令和４年国民生活基礎調査

F 健康増進に関する統計

◀ 36-16

ⓐ 国民健康・栄養調査 ◀

1 目的

　国民健康・栄養調査は，健康増進法（平成 14 年法律第 103 号）に基づき，国民の身体の状況，栄養摂取量および生活習慣の状況を明らかにし，国民の健康の増進の総合的な推進を図るための基礎資料を得ることを目的に，毎年実施されている。

2 調査の対象および抽出方法

　調査年の国民生活基礎調査において設定された単位区から，層化無作為抽出した 300 単位区内の世帯（約 6,000 世帯）および世帯員（調査年 11 月 1 日現在で満 1 歳以上の者，約 18,000 人）である。

3 調査内容

　○身体状況調査票（身長，体重，腹囲，血圧測定，血液検査等）
　○栄養摂取状況調査票〔食品摂取量，栄養素等摂取量，食事状況（欠食・外食等）〕
　○生活習慣調査票（食生活，身体活動・運動，休養（睡眠），飲酒，喫煙，歯の健康等に関する生活習慣全般を把握）

ⓑ レセプト情報・特定健診等情報データベース（NDB），国保データベース（KDB）

1 レセプト情報・特定健診等情報データベース（NDB）

　レセプト情報・特定健診等情報データベース（NDB）は，平成 20（2008）年 4 月から施行されている「高齢者の医療の確保に関する法律」に基づき，医療費適正化計画の作成，実施および評価のための調査や分析などに用いるデータベースとして，レセプト情報や特定健診・特定保健指導情報などを格納・構築しているものである。厚生労働省では，平成 23（2011）年から「レセプト情報等の提供に関する有識者会議」を設置し，データ利用に向けた「レセプト情報・特定健診等情報の提供に関するガイドライン」の整備を行うとともに，レセプト情報等の第三者提供を平成 23 年度から試行的に実施し，平成 25（2013）年度から本格実施している。

　令和 2（2020）年 10 月に改正「高齢者の医療の確保に関する法律」の施行により，NDB として民間企業を含めた幅広い人々への提供をはじめている。

2 国保データベース（KDB）

　国保データベース（KDB）は，国保連合会が保険者の委託を受けて行う各種業務を通じて管理する「特定健診・特定保健指導」，「医療（後期高齢者医療含む）」，「介護保険」等の情報を活用し，統計情報や「個人の健康に関する情報」を提供し，保険者の効率的かつ効果的な保健事業の実施をサポートすることを目的として構築されたシステムである。保健師等が手作業で行ってきた健康づくりに関するデータ作成が効率化され，地域の現状把握や健康課題を明確にすることが容易となった。

問題 次の記述について○か×かを答えよ。

人口動態に関する指標

1 合計特殊出生率は，15～49歳の女性の年齢別出生率を基に算出されている。
2 総再生産率は，母親世代の死亡率を考慮している。
3 純再生産率は，1.00を超えている。
4 合計特殊出生率は，2.00を超えている。
5 第1子出生時の母親の平均年齢は，35歳を超えている。

保健統計

6 患者調査は，保健，医療など，国民生活の基礎的な事項を調査する。
7 国民生活基礎調査は，国民の傷病状況を把握する。
8 人口動態統計は，一定期間の人口の変動をまとめたものである。
9 人口静態統計は，作成期間の死亡状況が変わらないと仮定し，各年齢の生存者が平均してあと何年生きられるかを表したものである。
10 生命表は，人口の動きをある時点で止めて，人口の規模や構成，性，年齢を把握するものである。

患者調査

11 医療施設に通院・入院している患者に，調査票を配付して実施される。
12 毎年実施される。
13 外来の受療率を推計できる。
14 総患者数では，糖尿病が最も多い。
15 病院の平均在院日数が最も長い傷病は，精神および行動の障害である。

健康増進に関する統計

16 国民健康・栄養調査は，地域保健法に基づき実施されている。
17 国民健康・栄養調査は，全数調査で実施されている。
18 国民健康・栄養調査から，高血圧症有病状況を把握することができる。

解説

1 ○ 1人の女性が，仮にその年次の年齢別出生率で一生の間に生む場合の平均子ども数に相当。
2 × 純再生産率のことである。
3 × 1.00を下回っている。
4 × 2.00を下回っている。
5 × 超えていない（令和3年30.9歳）

6 × 国民生活基礎調査のことである。
7 × 患者調査のことである。
8 ○ 一定期間の人口の変動とは，出生，死亡，死産，婚姻，離婚の届け出のことである。
9 × 生命表のことである。
10 × 人口静態統計のことである。

11 × 医療施設の管理者が記入する。
12 × 3年に一度10月の指定された1日に実施する。
13 ○ 外来および入院の受療率を推計できる。
14 × 高血圧性疾患が最も多く，糖尿病が続く。
15 ○ 神経系の疾患，循環器系の疾患が続く。

16 × 健康増進法に基づき実施されている。
17 × 全数調査ではない。
18 ○ 高血圧症有病状況を把握することができる。

4 健康状態・疾病の測定と評価

A 疫学の概念と指標

a 疫学の定義，対象と領域

1 疫学の定義

疫学の定義は，Last によれば，「健康に関連する状態や事象の集団中の分布や決定要因を研究し，かつその研究成果を健康問題の予防やコントロールのために適用する学問」と定義されている。

2 対象と領域

疫学は，かつてはコレラなど感染性疾患を対象としていたが，現在は疾病構造の変化に伴い，健康に関する現象を幅広く対象とするようになっている。予防医学の分野だけでなく，臨床医学の分野で患者集団を対象に，疾病の進行具合や治療効果の要因，予後予測などを行う臨床疫学などがある。

●**対象例**　感染性疾患，非感染性慢性疾患（生活習慣病，難治性疾患など），健康障害，精神障害，健康増進施策など

b 疾病頻度の指標；罹患率，累積罹患率，有病率，致命率，死亡率

疾病の頻度をみる指標として，罹患率，累積罹患率，有病率，致命率，死亡率がある。それぞれの定義とポイントを**表4-1**にまとめた。

c 曝露因子の影響評価；相対危険，ハザード比，オッズ比，寄与危険

疾病の要因と疑われているものの作用を受けることを，曝露(ばくろ)という。曝露効果の測定には，**表4-2**の疫学指標が広く使われている。

○ Column ｜ 疫学の定義と疫学研究の目的

●**疫学の定義**　人間集団を対象とし，疾病の罹患をはじめ，健康に関するさまざまな事象の頻度や分布を調査し，その要因を明らかにする科学研究である。疾病の成因を探り，疾病の予防法や治療法の有効性の検証，環境や生活習慣と健康とのかかわりを明らかにするために，疫学研究は欠くことができず，医学の発展や国民の健康の保持増進に多大な役割を果たしている。

●**疫学研究の目的**　疫学研究では要因と健康事象の間の関連を探ることを目的とする。両者間に相関関係があることが，すなわち因果関係が成立するということにはつながらない。それは，因果関係のほかに間接的なものや単なる偶然などさまざまなものがかかわるためである。

●**疫学の具体的内容**
①疾病の原因を調べ，予防方法を研究する。
②疾病の発生から治療までの経過を調べる。
③対象集団の有病率や死亡率などの指標から，集団の健康状態を評価する。
④医療や健康増進施策などの"介入"による影響を評価する。

表4-1 罹患率，累積罹患率，有病率，致命率，死亡率の定義とポイント

	罹患率	累積罹患率	有病率	致命率	死亡率
定義	特定の期間内に，集団に新たに生じた疾病の症例数の割合	特定の期間内に，集団に新たに生じた疾病の症例数の割合	ある時点における集団の疾病に罹患している者の割合	ある疾病に罹患した者のうち，その疾病が原因で死亡した者の割合	特定の期間内における，集団の死亡数の割合
ポイント	●動態的な観察である。 ●疾病の発生を直接表す。 ●調査実施がやや困難	●疾病発症時点の特定が困難な生活習慣病で用いられる。 ●対象期間を明示することが必要 ●分母は観察開始時点での人数をとる。	●静態的な観察である。 ●公衆衛生上の問題の大きさを確定できる。 ●疾病の発生を直接表さない。	●発症後の疾病（主に急性患者）の重篤度を表す。	●総死亡率を人口千対，死因別死亡率を人口10万対で表す。 ●年次比較，国際比較が可能 ●原死因で判定される。

表4-2 曝露測定に用いられる主な指標

	定義	ポイント
相対危険度 (RR; relative risk)	●ある要因の曝露群と非曝露群の罹患率の比 相対危険度＝曝露群の罹患率/非曝露群の罹患率	●要因と疾病の関連の強さを示す。 ●因果関係の追究に重要な指標
ハザード比 (hazard ratio)	●一方の群を基準とし，他方のアウトカムの発生する確率が何倍高いかを示すもの。	●ハザード比が1以上の場合，ハザードは増加，ハザード比が1未満の場合，ハザードは減少 ●信頼区間に1が含まれない場合，統計学的に有意である。
オッズ比 (odds ratio)	●ある事象が発生する確率と発生しない確率	●"オッズ"とは勝ち目の意 ●相対危険を推測する方法として計算する。
寄与危険度 (attributable risk)	●ある要因の曝露群と非曝露群の罹患率の差 曝露群の罹患率－非曝露群の罹患率	●要因による疾病の発生量の大きさを示す。 ●介入を行った場合の予防効果がわかるため，政策上重要な指標である。
寄与危険割合 (percent attributable risk)	●ある要因の曝露群の患者のうち，その要因によって罹患した者の割合 $\frac{曝露群の発生割合－非曝露群の発生割合}{曝露群の発生割合}$ $= 1 - \frac{1}{相対危険度}$	●要因曝露群において，その要因を取り除けばどの程度の割合で発生を予防できるかを示す指標

◀36-5

B 疫学の方法

　疫学研究は，疾病や健康に関連するさまざまな現象について，その要因を明らかにする科学的方法である。その方法論は，対象を観察することを基本とする"観察研究"と，何らかの介入をし，その効果を判定する"介入研究"に大きく分けられる。「観察研究」はさらに，曝露や疾病の頻度や分布を観察する「記述疫学」と，因果関係を考える「分析疫学」に分けられる（**図4-1**）。主な疫学の方法を以下に説明する（**表4-3**，**表4-4**参照）。

ⓐ 記述疫学

　記述疫学は，疫学調査の第一段階であり，仮説を分析・検証する研究ではなく，仮説を作成する研究方法である。

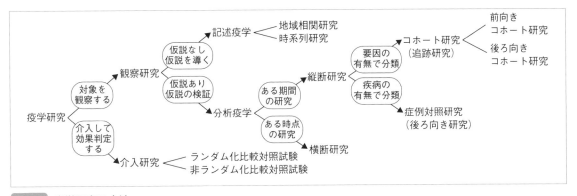

図4-1 疫学研究の方法

表4-3 研究デザインの信頼性

研究デザイン	結果の信頼性	研究の困難性
ランダム化比較対照試験	高　い	高　い
コホート研究	↕	↕
症例対照研究		
横断研究		
生態学的研究	低　い	低　い

　観察対象となる健康に関する事象や集団の疾病について，分布状況や分布の特徴，各現象相互間の関係などをありのままに記述し，発生要因の仮説を立てる。罹患率や有病率を指標として用いて，相違性や類似性，一致性を明らかにしていく。

　「昨年の A 市の脳血管疾患による死亡が，男性 50 歳代では 22 人である」といった現象を積み上げ，その発生要因の仮説を立てていく。

b 横断研究

　横断研究は，ある時点における曝露と疾病発生の関連を，罹患率ではなく有病率を用いて調べる研究方法である（p. 48，**表 4‒1** 参照）。

　曝露と疾病発生を同時に調査することから，曝露と疾病発生の時間的関係を把握することが難しい。

　・例：携帯電話所持の有無と健康教室の参加割合の関連を調べる研究など。

c 生態学的研究（地域相関研究）

　生態学的研究は，異なる集団間の曝露と疾病頻度の関係を比較し，疾病の危険因子を特定しようとする研究方法である。

　・例：各都道府県の運動習慣がある者の割合と飲酒習慣の有無の相関を調べ，運動習慣が飲酒習慣の有無に関係しているかを調べる研究など。

　上記のようなある時点の集団ごとの曝露と疾病頻度の関係を比較する地域相関研究，同じ集団における時間の推移による曝露と疾病頻度の関係を比較する時系列研究がある。

表4-4　観察研究の研究デザインのまとめ

	生態学的研究		横断研究	コホート研究		症例対照研究
	地域相関研究	時系列研究		前向きコホート研究	後ろ向きコホート研究	
概　要	国や地域などの集団を対象に,食品・栄養素の消費量・摂取量と,疾病の罹患率・死亡率との関連を調査する。	国や地域などの集団を対象に,食品・栄養素の消費量・摂取量の経時的変化と,疾病の罹患率・死亡率の変化との関連を調査する。	疾病の有無と曝露因子を同時に調査する。	健常者の日常的な食生活を質問票などで調査する。食品・栄養素の摂取量が多い集団と少ない集団で,その後の疾病の罹患率や死亡率を比較する。	環境ホルモンやダイオキシンなど,特定の要因に高度に曝露した集団（産業施設労働者など）を対象とする。その集団の疾病頻度を,性別や年齢分布が等しい一般集団での期待値と比較する。	疾病に罹患した患者（症例）と健常者（対照）を選ぶ。過去の日常的な食生活を質問票などで調査し,症例と対照で比較する。
研究の単位	集団	集団	個人	個人	個人	個人
対象者数の目安	数集団～数十集団	一集団～数集団	数百人～数千人	数万人～数十万人	数百人～数千人	数百人
疾病頻度の指標	罹患率・死亡率	罹患率・死亡率	有病率	罹患率・死亡率	罹患率・死亡率	疾病頻度は測定できない。
関連性の指標	相関係数・回帰係数	食生活の経時的変化と罹患率や死亡率の変化の比較	オッズ比	相対危険	罹患数や死亡数の実測値と期待値の比	オッズ比
長　所	比較的簡単に調査ができる。追跡調査が不要	比較的簡単に調査ができる。追跡調査が不要	比較的簡単に調査ができる。追跡調査が不要	思い出しバイアスの影響を受けない。栄養と疾病の時間的前後関係を正しく評価できる。	思い出しバイアスの影響を受けない。栄養と疾病の時間的前後関係を正しく評価できる。	比較的簡単に調査ができる。追跡調査が不要
短　所	疾病の罹患率・死亡率と曝露因子を同時に調べるので,両者の時間的前後関係を正しく評価できない。交絡因子の影響を受けやすい。集団の結果を個人に適用できるとは限らない。	交絡因子の影響を受けやすい。集団の結果を個人に適用できるとは限らない。	疾病の有無と曝露因子を同時に調べるので,両者の時間的前後関係を正しく評価できない。交絡因子の影響を完全には制御できない。	費用と手間がかかる。数年～十数年の追跡調査が必要。交絡因子の影響を完全には制御できない。	数年～十数年の追跡調査が必要。個人の曝露量を定量的に評価できないことが多い。交絡因子の影響を十分に制御できない。	思い出しバイアスの影響を受ける。症例と比較可能な対照を選択することが困難な場合がある。交絡因子の影響を完全には制御できない。

資料）佐々木敏，等々力英美編：EBN 入門, p. 26, 第一出版（2002）一部改変

○ Column ｜ **オッズ比**

症例対照研究で疾患と曝露の分布を表のように表した場合，症例が曝露するオッズは〔a/(a + c)〕/〔c/(a + c)〕，対照が曝露するオッズは〔b/(b + d)〕/〔d/(b + d)〕と定義され，オッズ比は ad/bc となる。オッズ比が1より高ければ曝露の危険性を，1未満なら防御性を意味している。

	症例	対照
曝露あり	a	b
曝露なし	c	d

d コホート研究

疫学研究でよく用いられる。

○対象集団を研究開始の時点で要因の有無別または曝露程度によって分け，各群の疾病発生や疾病による死亡状況などの傾向を追跡,比較する研究方法である。リスクの評価は相対危険，寄与危険で行う。

○症例対照研究に比し信頼性が高いが，観察期間が長期にわたり，観察集団も大きいので費用がかかる。

○研究の開始時点によって未来に向かって追跡する方法を前向きコホート研究，過去のデータ資料に基づいて追跡する方法を後ろ向きコホート研究という。

・例：60 歳代男性 1 万人を対象に，既婚・未婚別の脂質異常症の罹患率を追跡調査する研究など。

e 症例対照研究

コホート研究と並んでよく用いられる方法である。患者対照研究ともいう。

○疾病に罹患している群（症例群）と，疾病に罹患していない群（対照群）を設定して過去にさかのぼり，両群間の仮説的要因の曝露状況を比較する研究である。リスクの評価はオッズ比で行う。

○コホート研究が要因の有無で分類し，疾病の発生を観察するのに対して，症例対照研究では疾病の有無で分類し，要因の有無を調べる。疾病が発生してから要因を調査することから，後ろ向き研究とも呼ばれる。

・例：胃がん患者（症例群）の罹患前の喫煙量と,同性同年代の胃がんにかかっていない群（対照群）の喫煙量の傾向を調べる研究など。

f 介入研究

仮説的要因について，研究者が対象集団のその要因への曝露状況を能動的（強制的）に変更することによって，疾病発生，死亡や健康状態への影響の変化を調べる研究である。

○仮説の因果関係の検証には最も優れた研究であるといえるが，倫理的・規範的な困難が伴う。

○臨床の場で治療の効果を調べる臨床試験，フィールドワーク・フィールド実験を中心とする野外試験，介入する地域を設定して調べる地域試験がある。

・例：ある村の 50 歳代男性 500 人のうち,無作為に選ばれた 100 人（介入群）に生活習慣病予防教室を行い，選ばれなかった 400 人（非介入群）と 2 年後の LDL コレステロール値を比較する研究など。

g ランダム化比較試験 ◀ ◀34-4▶

ランダム（無作為）化比較対照試験（RCT；randomized controlled trial）は,

介入研究の一種である。研究者が対象者を無作為に介入群 (study group；治療や検査などの介入を受ける群) と対照群 (control group；介入を受けない群) に分け，比較する研究である。介入研究で最も信頼性が高いとされる。研究デザインの特徴を理解したうえで研究や評価を行う必要性がある。

○比較は，死亡率，罹患率などによって厳密に行われる。

○群間の交絡因子 (p.53, C-b 参照) を均等にすることができ，仮説の検証に最も信頼性が高く有効な研究方法であるが，期間や費用がかかることや倫理的な面から実施は容易ではない。

○バイアスを制御するために盲検法を用いる。

・単純盲検法：被検者のみが介入群，対照群どちらに属しているのかわからない方法。

・二重盲検法：被検者，研究者ともに被検者がどちらの群に属しているのかわからない方法。

・例：対象集団を無作為に食品摂取群とプラセボ (偽薬) 食品摂取群に分け，数週間の投与の後，血液成分などの変化をみる研究など。

C バイアス，交絡の制御と因果関係の判定

a バイアス；選択バイアス，情報バイアス

疫学における誤差は，不可避的に生ずる偶然誤差と人為的に生ずる系統誤差 (バイアス) がある。バイアスとは，一言でいうと「偏り」のことで，何らかの原因によって真実の値から系統的に偏った測定結果を生じること，またはそのプロセスをいう。バイアスが起きる原因から，選択バイアスと情報バイアスの2つに分けられる。

Column 機序疫学と政策疫学

●機序疫学

○記述疫学 (p. 48, B-a 参照) で立てた仮説が正しいかどうかを解析する分析疫学の手法を主に用いて，疾病の因果関係の解明を行うもの。

○疾病の発症とその要因について，その因果関係や機序を解明することを目的とする。

●政策疫学

○政策の立案や決定，評価を目的として行われる。

○記述疫学の方法や，仮定集団をつくって，その集団に既存のデータ (相対危険や有病率，罹患率など) を当てはめる "モデル化" の手法を用いる。

表 機序疫学と政策疫学

次 元 dimension	機序疫学 etiologic epidemiology	政策疫学 policy epidemiology
方法	分析疫学	記述疫学，モデル化
目的	因果関係の追究	政策への提言
活動	研究	研究の体系的解釈と応用
データ	新しい (特別に収集)	既存 (しばしば行政データ)
対象	抽出サンプル	全集団
時間的焦点	過去	将来
強調される妥当性	内的妥当性	内的妥当性，外的妥当性
クライアント	研究者，臨床家	政府，政策決定者

1 選択バイアス

　対象集団を選定する際に生じる。対象に選ばれた者と選ばれなかった者との間にある特性の系統的差異，つまり，各集団を特性的に代表していないことによる偏りをいう。症例対照研究（p.51，B-e参照）の際に多くみられ，問題となる。

● **回避方法**　無作為抽出を徹底するなど，対象集団が母集団を代表するように抽出することで避けることが可能である。

2 情報バイアス

　要因や疾病などの情報を集める際に生じる。得られた情報が，診断基準や質問票の不備などで不正確であるために生じてくる系統的差異による偏りをいう。選択バイアスと同様，症例対照研究の際に多くみられ，問題となる。

● **回避方法**　質問票の形式や内容の吟味など，情報を正確に収集することで情報バイアスが小さくなる。

b 交絡と標準化

● **交絡因子とは**

　研究対象としている因子への曝露が，結果に影響を与える別の因子への曝露と関連することによって，観察値への偏りを生じることを交絡といい，この別の因子を指して交絡因子という。曝露要因と統計的に関連しているが，曝露の結果ではないような因子をいう。特に無作為割付が困難な調査では，計画時点において比較する群間の背景因子の等質化が難しいため，交絡因子が入り込みやすくなる。

　これは統計解析にバイアスをもち込む原因となり，収集されたデータを基に層別解析や**多変量解析**によって調整する必要がある。

● **交絡因子の制御法**

　・**研究デザイン時**　以下の方法で交絡因子の確認と調整を行う。

　　①対象者の限定：交絡因子をもった対象者を取り除く方法。

　　②マッチング：個々の症例に対して交絡因子のレベルが等しい対照群を選択する方法。

　・**調査実施時**　交絡因子への曝露の有無と曝露の程度を確認し，調整を行う。

　・**データ解析時**　以下のような方法で，交絡因子の影響を除いた解析を行う。

　　①層別化：比較する群間で交絡因子のレベルをそろえて解析する。交絡因子のレベルで群分けし，それぞれの群（＝層）の間で比較する。ただし，層別化する因子が多い場合には，1つの層に含まれる対象者数が少な過ぎて解析できない可能性がある。逆に層の数が少な過ぎると，交絡の除去が不十分になるという欠点がある。

　　②標準化：統計学的に補正を行うことで，交絡をコントロールする。結果に影響を与える可能性のある他の因子で等しく重みづけし，補正することにより，偏りなく比較することが可能となる。

多変量解析
関連する多数の測定データ（多変量データ）を統計的に解析し，影響する変動要因の関係を明らかにする方法。

c 疫学研究の評価と因果関係のとらえ方，Hill の判定基準

因果関係の有無を判定する目安には，喫煙と健康障害の疫学関係を推論した以下の項目が用いられる。

①強固性（Strength）：要因と疾病が強く関連すること（用量反応関係）。例として，喫煙者の肺がん死亡率は喫煙者の 9 ～ 10 倍高いなど。

②一致性（Consistency）：異なる研究者によって，異なる地域・条件・時間に，関連性がくりかえし観察されること。

③特異性（Specificity）：特定の要因のみから疾患が発症したり，特定の疾患のみが要因から発症するような，要因と疾病の間に特異的な対応が存在すること。

④時間性（Temporality）：原因と考えられる要因が疾病の発症に時間的に先行すること。

⑤生物学的勾配（Biological gradient）または量反応曲線（dose-response curve）：要因の程度が強くなるほど疾病の頻度も高くなること。例として，同じ喫煙者でも，一日あたりの喫煙本数が多くなるほど肺がん死亡率が高くなる。

⑥妥当性（Plausibility）：観察された関連性を支持する生物学的知見が存在すること。

⑦一貫性（Coherence）：観察された関連性が，疾病の自然史や生物学に関する既知の事実と一致すること。

⑧実験的研究（Experiment）：観察された関連性を支持する実験的研究が存在する。例として，喫煙者が禁煙するための予防活動によって，肺がん死亡率が低下する。

⑨類似性（Analogy）：類似した関連性が存在すること。同様の暴露，あるいは疾患で同様の因果関係が確立している。

用量反応関係
(dose-response relationship)
曝露の強さと結果の大きさに，曝露量が多いほど罹患率や有病率などが高いという関係があること。

D スクリーニング

◀33-5 ### a スクリーニングの目的と適用条件 ◀

●**スクリーニングの目的**　スクリーニングは，米国慢性疾患委員会（1951 年）において次のように定義されている。

「スクリーニングとは，迅速に行うことができる検査や手技等を用いて，無自覚の疾病や障害の有無を暫定的に判定することである」

つまり，一見健康にみえるが疾病や異常のある人々（疾病異常者）を，疾病や異常のない人々（健常者）からふるい分けることを目的としている。疾病の最終的な診断を意図するものではなく，確定診断には，別途精密検査が必要となる。

スクリーニングを定期的に行い，疾病の早期発見に役立てることが大切である。

●**スクリーニングの種類**　スクリーニングは，その対象者や検査項目により表 4-5 のように大別され，各々の目的に応じて行われる。

表4-5	スクリーニングの種類	
①対象者による分類	集団スクリーニング 全員を対象とする（例：一般の集団健診）。	
	選択的スクリーニング 罹患のリスクの高いグループ（ハイリスクグループ）を選択して行う。	
②検査項目による分類	単相スクリーニング 特定疾患のみの発見を目的に，単一項目の検査を行う。 （例：X線撮影による結核検診，血糖検査による糖尿病の発見）	
	多相スクリーニング 多項目の検査を一度に行う。（例：人間ドック，高齢者健診）	

●**スクリーニングの妥当性の検討**　スクリーニングの実施に当たっては，それが妥当なものである必要がある。次の点から妥当性を検討する。

①有効性：疾病異常者を陽性とする率（敏感度）が高く，同時に健常者を陰性とする率（特異度）も高いこと（D-b参照）。

②信頼性：検査方法そのものの変動，および測定者による変動が小さいこと。つまり，**再現性**が高いこと。

③簡易性：検査手技が簡単で，検査時間が短く，費用が安く，被検者への負担が少ないこと。

●**集団への適用条件**　前述したように，スクリーニングの実施に当たっては，有効性，信頼性，簡易性の検討が重要である。集団へのスクリーニングでは，目的を達成するために，次に示すような条件が必要である。つまり，集団へのスクリーニングは，その実施により対策の効率が上がるなど，メリットが大きいことが条件となる。

①対象疾患が重要な健康問題であり，罹患率，有病率，死亡率が高いこと
②早期発見により，適切な治療法があること
③精密検査を必要とする者を，診断・治療する施設があること
④集団的に実施可能であること
⑤検査が簡便で，どこの施設でも行えること
⑥被検者に身体的，精神的負担を与えないこと

　集団へのスクリーニングは，医療行為の中で行われる個人に対する検査とは異なる。対象集団の特性，さらには地域の特性を考慮して，最適な方法を選択する。

b スクリーニングの精度；敏感度，特異度，陽性反応的中度，ROC曲線◀

◀ 37-6 35-5 33-5

　スクリーニングは，その方法やふるい分けの値の取り方等によって，健常者を疾病異常者と判定したり（偽陽性），逆に疾病異常者を健常者と判定したり（偽陰性）することがある。したがって，スクリーニング結果と，ほかの検査等から確定された疾病等の有無との関係（**表4-6-A**）から，スクリーニングの評価を行う。

再現性
ある調査法で同一事象を繰り返し調査した場合の一致度。

表4-6 スクリーニングの評価

A スクリーニング結果と疾病等の有無との関係

		疾病等		合 計
		あ り	な し	
スクリーニング結果	陽 性	a（真陽性）	c（偽陽性）	a+c（スクリーニング陽性）
	陰 性	b（偽陰性）	d（真陰性）	b+d（スクリーニング陰性）
合 計		a+b（疾病異常者）	c+d（健常者）	対象総数

真陽性：疾病異常者で，かつスクリーニング陽性の者（a）
真陰性：健常者で，かつスクリーニング陰性の者（d）
偽陽性：健常者だが，スクリーニング陽性の者（c）
偽陰性：疾病異常者だが，スクリーニング陰性の者（b）

B 敏感度と特異度
敏感度＝真陽性/（真陽性＋偽陰性）＝a/（a+b）
特異度＝真陰性/（偽陽性＋真陰性）＝d/（c+d）

C 偽陰性率と偽陽性率
偽陰性率＝偽陰性/（真陽性＋偽陰性）＝b/（a+b）＝1−感度
偽陽性率＝偽陽性/（偽陽性＋真陰性）＝c/（c+d）＝1−特異度

D 的中度
陽性反応的中度＝真陽性/（真陽性＋偽陽性）＝a/（a+c）
陰性反応的中度＝真陰性/（真陰性＋偽陰性）＝d/（d+b）

E 有病率
有病率＝（真陽性＋偽陰性）/全被検者＝（a+b）/（a+b+c+d）

1 敏感度と特異度

スクリーニングの有効性を表す指標には，次の2つがある（**表4-6-B**）。

・敏感度：疾病異常者を，スクリーニングで正しく陽性とする確率。値が大きいほど，有効なスクリーニングといえる。

・特異度：健常者を，スクリーニングで正しく陰性とする確率。値が大きいほど，有効なスクリーニングといえる。

敏感度，特異度がともに高ければ優れたスクリーニング方法である。敏感度と特異度は，疾患等の有無を識別するスクリーニング能力を示すもので，対象集団の有病率に影響を受けることはない。

・偽陰性率：疾病異常者が，スクリーニングで誤って陰性となる確率。値が小さいほどよい。値が大きいと疾病異常者（真の陽性者）を見逃す危険性が大きくなる（**表4-6-C**）。

・偽陽性率：健常者が，スクリーニングで誤って陽性となる確率。値が小さいほどよい。値が大きいと精密検査が必要な人が増加する（**表4-6-C**）。

◀36-6 ## 2 陽性反応的中度◀

スクリーニングの評価の指標には的中度も用いられ，**表4-6-D**のように求められる。

スクリーニング陽性者のうち，真に陽性である者（疾病異常者）の割合を陽性反応的中度，スクリーニング陰性者のうち，疾病がない者（健常者）の割合を陰性反応的中度という。

●**的中度と有病率** 的中度は，有病率の影響を受ける。すなわち，敏感度，特異度がともに高いスクリーニングであっても，有病率の低い集団にそのスク

リーニングを行うと，陽性反応的中度が低くなる。

　有病率とは，全被検者のうち，疾病を有する者の割合で，**表 4 - 6 - E** のように求められる。

③ カットオフ値と ROC 曲線（p. 58 Column 参照）

　敏感度と特異度の両方が高いことがスクリーニング方法として最適であるといえるが，敏感度と特異度は，一方が高くなると他方が低くなるという関係にある（トレードオフの関係）。そこで，スクリーニング検査の結果が陽性か陰性かを判断するカットオフ値を，適切に設定する必要がある。

　カットオフ値を変化させた場合の敏感度，特異度を検討する方法として ROC 曲線（receiver operating characteristic curve）があり，診断用テストやスクリーニングの有効性の評価等に用いられる。

E 根拠（エビデンス）に基づいた医療（EBM）及び保健対策（EBPH）

　根拠に基づいた医療（EBM；evidence based medicine）とは，個々の患者の診療において，疫学などの研究成果や実証的，実用的なその時点での最良のエビデンスに基づいて，効果的で質の高い患者中心の医療を実践するための手段である。医師個人の経験や勘，慣習により左右されることのあった診断や治療を，科学的根拠を取り入れることで批判的検証を行い，より有用で適切な医療を患者に提供しようとするものである。現在，世界の医学の潮流となっており，日本でも浸透が進んでいる。

　根拠に基づいた保健対策（EBPH；evidence based public health）とは，EBM から発展した考え方である。保健対策の領域でも，EBM の考えを取り入れ，科学的根拠が明確な事実を基礎とする健康事業の展開，政策の策定の推進をする EBPH の実施が必要となってきている。

a エビデンスの質のレベル◀ ....◀33-6

　エビデンスに基づいた保健対策を進める上で，エビデンスの質のレベルを見極めることは重要である。収集した情報（論文や研究など）が，どのような研究方法（デザイン）で行われ，どの程度の質のレベルであるのかを理解する必要がある。

　エビデンスの質レベルを**表 4 - 7** に示した。最もエビデンスの質のレベルが高いとされているのは RCT（p. 51，B - g 参照）のメタアナリシス（E - b 参照）によるものであり，患者データに基づかない個人的な臨床経験や専門家の意見といったものは評価が低い。

b 系統的レビューとメタアナリシス◀ ....

① 系統的レビュー（systematic review）

EBM の主要な根拠の評価手法である。

対象となるテーマに関する論文を，あらかじめ決められた基準に従って収集し，

Column | カットオフ値の設定と ROC 曲線による有効性の評価

● **カットオフ値の設定**　疾病異常者と健常者がスクリーニングの検査値で明確に分かれている場合（**図1-A**）は，カットオフ値の設定は簡単である。しかし，現実には多くの場合，ある値（**図1-B** では a ～ c）で両者は重なり合っているので，偽陽性者と偽陰性者が出現し，カットオフ値の設定の仕方でその出現率が変化する。すなわち，カットオフ値を a とすると，対象疾病には罹患していない（健常者）にもかかわらず，スクリーニング上は陽性（異常あり）となる偽陽性者が増加し，c とすると，対象疾病に罹患している（疾病異常者）にもかかわらず，スクリーニング上は陰性（異常なし）となる偽陰性者が増加する。

● **ROC 曲線**　ROC 曲線は，いくつかのカットオフ値ごとに，敏感度を縦軸に，偽陽性率（1-特異度）を横軸にプロットして，それをつなげて曲線を描いたものである（**図2-A**）。ROC 曲線において，敏感度，特異度が最も1に近いカットオフ値が最も理想的といえるが，現実には，有病率や重症度，治療法の有効性，偽陽性の場合の精密検査によるリスク（身体的，精神的，経済的）等を総合的に考えて，カットオフ値は設定される。また，**図2-B** のように，ROC 曲線が左上方にくるスクリーニングが，敏感度，特異度の両方が優れていることになり，より有効性が高いスクリーニングであるといえる。

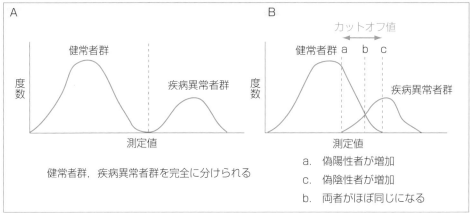

図1 カットオフ値の設定

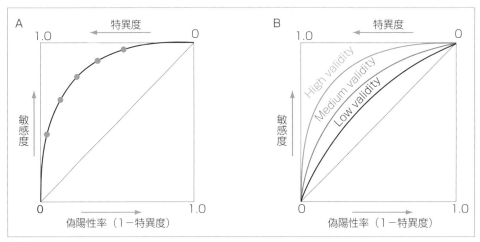

図2 ROC 曲線とテストの有効性（validity）

表4-7　エビデンスの質のレベル（アメリカ健康政策・研究局 AHCPR）

水　準	根拠の種類
Ⅰa	ランダム化比較対照試験のメタアナリシスから得られた根拠
Ⅰb	少なくとも一つの，ランダム化比較対照試験から得られた根拠
Ⅱa	少なくとも一つの，ランダム化はしていないがよい比較対照研究から得られた根拠
Ⅱb	少なくとも一つの，よくデザインされたその他の準実験的研究からの根拠
Ⅲ	比較研究，相関研究，症例対照研究といったよくデザインされた非実験的記述研究からの根拠
Ⅳ	専門委員会，代表的権威者の意見や臨床経験からの根拠

個々の研究の質（研究デザインや結果の妥当性，科学的価値など）を批判的に吟味し，統合し，一定の結論を導こうとするものである。

2 メタアナリシス

　過去の複数の研究結果，データを統合して評価する統計学的手法。系統的レビューで得られた複数のデータを数量的に統合し，オッズ比や相対危険度，95％信頼区間などで図示される。

95％信頼区間
確率95％で母集団の変数を推定すること。

3 発表（出版）バイアス

　メタアナリシスにおいて，よく問題となるバイアスである。研究者らの意向により，恣意的に「有効である」という結果は論文として発表されやすいが，「無効である」という結果は発表されにくいことにより生まれるバイアスである。

c 診療ガイドライン，保健政策におけるエビデンス ◀ 33-6

●診療ガイドライン

　Minds では，診療ガイドラインを「健康に関する重要な課題について，医療利用者と提供者の意思決定を支援するために，システマティックレビューによりエビデンス総体を評価し，益と害のバランスを勘案して，最適と考えられる推奨を提示する文書」と定義している（Minds 診療ガイドライン作成マニュアル2020 ver.3.0）。

　患者と医療者を支援する目的で作成されており，診断・臨床上の疑問に一般的な

Minds
公益財団法人日本医療機能評価機構に設置。医療情報の提供を通じて，国民が質の高い医療を享受できる環境を実現することを目的として，診療ガイドラインに関する情報提供などを行っている。

○ Column | **効能，効果，効率の評価**

　保健施策において，その介入（働きかけ）の有効性を評価することは非常に大切である。評価の指標としては，次の3つがある。
- **効能（efficacy）**　理想的な状況でその介入がもたらす働きの程度。あくまで理想的な環境での効果であり，この時点のデータを実際の施策などには利用できない。
- **効果（effectiveness）**　日常的な状況でその介入がもたらす働きの程度。一般的な条件のもとで有効であるかを示す。
- **効率（efficiency）**　有益な結果とそのために費やしたコスト（努力や資源，時間）の比。同等の効果を得るのであれば，コストは低いほうがよい。

回答を与え，患者への適切な対応を支援する。あくまでも診療上の指針であり，対応する患者により選択される方法は異なることもありうる。診療ガイドラインは，科学的根拠に基づき，エビデンスのレベルごとに系統的に検索・評価されている。

F 疫学研究と倫理

疫学研究では，多数の研究対象者の心身の状態や周囲の環境，生活習慣などについて具体的な情報を取り扱う。また，疫学研究は医師以外にも多くの関係者が研究に携わるという特徴をもっている。疫学研究において，研究対象者への十分な説明と同意は非常に重要であり，プライバシーの権利に関する意識の向上や，個人情報保護法成立などの社会的動向などを受けて，インフォームド・コンセント，個人情報保護の徹底といった取り組みがなされている。

a 人を対象とした研究調査における倫理的配慮；研究倫理審査

「人を対象とする医学系研究に関する倫理指針」と「ヒトゲノム・遺伝子解析研究に関する倫理指針」が統合され，新たな指針として「人を対象とする生命科学・医学系研究に関する倫理指針」が令和3（2021）年より用いられている。人を対象とする研究調査に携わるすべての関係者が守るべき事項を定めた指針である。目的は人間の尊厳および人権が守られ，研究の適正な推進が図られることとしている。基本方針を**表4-8**に示す。

倫理指針では，目的および基本方針の他，用語の定義，研究者等の責務等，研究の適正な実施等，インフォームド・コンセント等，研究により得られた結果等の取り扱い，研究の信頼性確保，重篤な有害事象への対応，倫理審査委員会，個人情報等および匿名加工情報等に関して，研究者等，研究機関の長，倫理審査委員会その他の関係者の遵守事項について定められている。人を対象とする生命科学・医学系研究に携わるすべての者にとってこの指針が統一ルールとして適用される。

◀ 34-4 ### b インフォームド・コンセントとオプトアウト ◀

1 インフォームド・コンセント

インフォームド・コンセントは，「人を対象とする医学研究に関する倫理指針」において「研究対象者またはその代諾者等が，実施または継続されようとする研究の目的や意義，方法，対象者への負担，予測される結果（リスク・利益を含む）等について十分な説明を受けたうえでそれらを理解し，自由意思に基づく研究者等または既存試料・情報の提供を行う者に対する研究（試料・情報の取扱いを含む）の実施または継続に関する同意をいう」と定義されている。

2 オプトアウト

オプトアウトとは，一人ずつ文書で説明を行い，同意を得る代わりに，情報（研究の概要）を通知またはwebサイト等を用い公開し，研究が実施または継続されることについて対象者が拒否できる機会を保障する方法のことである。

表4-8 **人を対象とする生命科学・医学系研究に関する倫理指針における基本方針**

① 社会的および学術的意義を有する研究を実施すること
② 研究分野の特性に応じた科学的合理性を確保すること
③ 研究により得られる利益および研究対象者への負担その他の不利益を比較考慮すること
④ 独立した公正な立場にある倫理審査委員会の審査を受けること
⑤ 研究対象者への事前の十分な説明を行うとともに，自由な意思に基づく同意を得ること
⑥ 社会的に弱い立場にある者への特別な配慮をすること
⑦ 研究に利用する個人情報等を適切に管理すること
⑧ 研究の質および透明性を確保すること

資料）文部科学省・厚生労働省・経済産業省（令和3年4月16日）

C 利益相反

◀ 34-42
33-6

　利益相反（COI；conflict of interest）には，「個人としての利益相反」と「組織としての利益相反」，「責務相反」がある。

　「個人としての利益相反」は，教育・研究に携わる専門家としての社会的責任と，産学連携の活動に伴い生じる外部組織との経済的な利益関係などが衝突・相反する状態である。研究の独立性が損なわれたり，研究結果に企業寄りの偏りが入り込むリスクが懸念される状況であり，研究に必要とされる公正で適正な判断が損なわれる，または損なわれるのではないかと第三者の懸念が表明される可能性のある状況をいう。

　公正で適正な判断が妨げられる状況には，データの改ざん，特定企業の優遇，研究を中止すべきであるにもかかわらず継続する等の状態が考えられる。

問題 次の記述について○か×かを答えよ。

疫学指標 ....

1 オッズ比は，寄与危険を推測する方法である。
2 ハザード比とは，ある事象が発生する確率としない確率である。
3 相対危険度が低いほど，関連が強い。
4 寄与危険度は，曝露群と被曝露群の疾病頻度の比である。
5 寄与危険割合から疾病の発生をどの程度予防できるか推定できる。

バイアスの制御 ....

6 選択バイアスを回避するために，対象者を無作為に抽出した。
7 情報バイアスを小さくするために，主観的な情報を集めた。
8 選択バイアスを回避するために，調査の標準化を行った。
9 交絡因子の影響を除くために，多変量解析を行った。
10 偶然誤差を制御するために，標本サイズを小さくした。

疾病のスクリーニング検査の評価指標 ....

11 敏感度は，スクリーニング検査で陽性である者のうち，疾病 A がある者の割合である。
12 特異度は，スクリーニング検査で陰性である者のうち，疾病 A がない者の割合である。
13 陽性反応的中度は，スクリーニング検査を行う集団における疾病 A の有病率の影響を受ける。
14 カットオフ値を高くすれば，敏感度と特異度は高くなる。
15 ROC 曲線は，縦軸を敏感度，横軸を（1－偽陽性率）として描く。

解説

1 × オッズ比は，要因曝露と疾病との関連の強さを示す指標であり，相対危険を推測する方法として計算される。
2 × ハザード比は，一方の群を基準とし，他方のアウトカムの発生する確率が何倍高いかを示す。問題文は，オッズ比を示す。
3 × 相対危険度は，曝露群と被曝露群の疾病頻度の比である。相対危険度が高いほど要因と疾病の関連が強い。
4 × 寄与危険度は，曝露群と被曝露群の疾病頻度の差である。
5 ○ 寄与危険割合は，要因と疾病の関連性の強さを意味することから推定が可能とある。

6 ○ 選択バイアスは，サンプリングの際に生じる対象者の偏りである。
7 × 情報バイアスを小さくするためには，客観的な情報を収集する。
8 × 調査の標準化は，情報バイアスを回避するために行う。
9 ○ データ解析時に多変量解析を用い，影響する変動要因の関係を明らかにする。
10 × 偶然誤差を小さくするためには，標本サイズを大きくする。全数調査では偶然誤差は生じない。

11 × 疾病異常者を，スクリーニングで正しく陽性とする確率。問題文は，陽性反応的中度。
12 × 健常者を，スクリーニングで正しく陰性とする確率。問題文は，陰性反応的中度。
13 ○ 同じスクリーニング検査を実施しても，有病率の高い集団では陽性反応的中率は高く，有病率の低い集団では陽性反応的中率は低くなる。
14 × カットオフ値を高く設定すると特異度が上がり偽陽性が少なくなる。カットオフ値を低く設定すると感度が上がり偽陰性が少なくなる。
15 × 横軸は偽陽性率（1－特異度）。

5 生活習慣（ライフスタイル）の現状と対策

Ⓐ 健康に関連する行動と社会

ⓐ 健康の生物心理社会モデル◀¹ ⋯⋯⋯⋯⋯⋯⋯⋯⋯⋯⋯⋯⋯⋯⋯⋯⋯ ◀1 35-6

　保健医療に関する事象を，疾病や障害からのみみるのではなく，心理的，社会的な背景を含めて観察しようとするものである。

　1950年代から，人間そのものと疾患を切り離し，細分化して考える生物医学的側面に偏った近代医学モデル（生物医学モデル）への反省から，患者を「分割できない全人的な存在」として扱おうという動きが出てきた。その流れの中で1977年にエンゲル（G.Engel）は，従来の生物医学モデルに，心理学的・社会学的な視点を加えた「生物－心理－社会モデル（biopsychosocial model）」を提唱した。

　管理栄養士の業務においても，疾病や栄養障害の原因を生物学的（病理学的）にみることはもちろん，対象者の心理的，社会的側面についても目を向け，問題の解決に当たることが大切である。

ⓑ 生活習慣病，NCDs の概念 ⋯⋯⋯⋯⋯⋯⋯⋯⋯⋯⋯⋯⋯⋯⋯⋯⋯⋯⋯⋯⋯⋯

1 生活習慣病の概念
　平成8（1996）年，厚生大臣の諮問機関である公衆衛生審議会は，「生活習慣に着目した疾病対策の基本的方向性について（意見具申）」を提出し，その中で「生活習慣病」の概念を示した。これは従来，「加齢」という要素に着目して用いられてきた「成人病」を，生活習慣という要素から捉え直し，特に一次予防対策を重視したものである。
- ●**生活習慣病の定義**　食習慣，運動習慣，休養，喫煙，飲酒等の生活習慣が，その発症・進行に関与する疾患群（図5-1）。
- ●**生活習慣病の範囲**　表5-1に例示するような生活習慣と疾病との関連が明らかになっているものが含まれる。

2 NCDs の概念◀² ◀2 35-7
　NCDs（non-communicable diseases；非感染性疾患）とは，発症要因が，不適切な食事，運動不足，喫煙，飲酒など共通しており，生活習慣の改善で予防可能な疾患の総称である。循環器疾患，がん，慢性呼吸器疾患，糖尿病などが含まれ，慢性疾患および，わが国で用いられている生活習慣病と共通する概念である。

ⓒ 健康日本21 ⋯⋯⋯⋯⋯⋯⋯⋯⋯⋯⋯⋯⋯⋯⋯⋯⋯⋯⋯⋯⋯⋯⋯⋯⋯⋯⋯⋯⋯

1 国民健康づくり対策の沿革（表5-2）
　第二次世界大戦後，栄養改善のための対策が開始されたが，疾病対策にとどまら

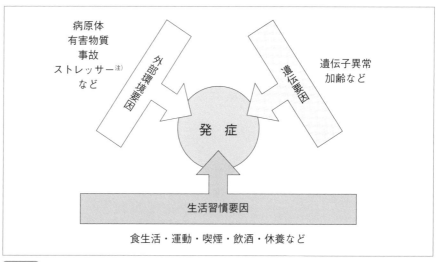

図5-1　疾病の発症要因

注）ストレッサーとは，こころや体にかかる外部からの刺激を言い，ストレスを引き起こす要因となるもの。
資料）厚生労働省：平成26年版厚生労働白書

表5-1　生活習慣病の例（平成8年12月厚生省公衆衛生審議会意見具申）

食習慣	インスリン非依存糖尿病，肥満，高脂血症（家族性のものを除く），高尿酸血症，循環器病（先天性のものを除く），大腸がん（家族性のものを除く），歯周病など
運動習慣	インスリン非依存糖尿病，肥満，高脂血症*（家族性のものを除く），高血圧症など
喫　煙	肺扁平上皮がん，循環器病（先天性のものを除く），慢性気管支炎，肺気腫，歯周病など
飲　酒	アルコール性肝疾患など

* 2007年4月に日本動脈硬化学会がガイドラインの改訂を行い「高脂血症」から「脂質異常症」に変更された。

ず，健康増進施策が講じられたのは，昭和40年代に入ってからである。昭和53（1978）年からは，第1次国民健康づくり対策が開始され，健診体制の整備，市町村保健センターの設置などが行われた。昭和63（1988）年からは，第2次国民健康づくり対策（アクティブ80ヘルスプラン）が実施され，生活習慣の中でとりわけ，運動習慣の普及に重点を置いた疾病予防・健康増進が推進された。平成12（2000）～24（2012）年度まで，第3次国民健康づくり対策（健康日本21）が展開され，一次予防の重視，健康寿命の延伸，QOLの向上に重点を置いた対策が実施された。平成19年度には中間評価，平成23年度には最終評価が行われた。

「健康日本21」は，平成24年度末で終了となったことから，平成25年度から始まる新たな計画の策定にあわせて改正し，「健康日本21（第二次）」として平成25（2013）年4月1日から適用された。平成30（2018）年には中間評価報告書を取りまとめ，中間評価の結果も踏まえてそれぞれの取り組みを引き続き推進してきた。令和3（2021）年8月には，関連する他の計画と計画期間を一致させるため，健康日本21（第二次）の計画期間を1年延長し，令和5（2023）年度末までの11年間とした。健康日本21（第二次）開始10年目の令和4（2022）年度に最終評価が行われた。53項目の達成状況は，A（目標値に達した）が8項目（15.1％），B（現時点で目標値に達していないが，改善傾向にある）が20項目（37.7％），C

表5-2 国民健康づくり対策

対　策	概　要
第1次国民健康づくり対策 （昭和53年度〜）	●生涯を通じる健康づくりの推進（成人病予防のための一次予防の推進） ●健康づくりの3要素（栄養，運動，休養）の健康増進事業の推進（栄養に重点） 　主な施策として，乳幼児から高齢者に至るまでの健康診査・保健指導体制の確立，健康増進センター，市町村保健センター等の整備，保健婦（師），栄養士等のマンパワーの確保，健康づくりの啓発・普及など
第2次国民健康づくり対策 「アクティブ80ヘルスプラン」 （昭和63年度〜）	●生涯を通じる健康づくりの推進 ●栄養，運動，休養のうち遅れていた運動習慣の普及に重点を置いた健康増進事業の推進 ●主な施策として，乳幼児から高齢者に至るまでの健康診査・保健指導体制の充実，健康科学センター，市町村保健センター，健康増進施設等の整備，健康運動指導士，管理栄養士，保健婦（師）等のマンパワーの確保，健康づくりの啓発・普及など
第3次国民健康づくり対策 「健康日本21」 （平成12年度〜）	●生涯を通じる健康づくりの推進（「一次予防」の重視と健康寿命の延伸，生活の質の向上） ●国民の保健医療水準の指標となる具体的目標の設定および評価に基づく健康増進事業の推進 ●個人の健康づくりを支援する社会環境づくり 　生活習慣病対策の大きな課題である，9分野の具体的な取り組みや目標が示された。平成17年の中間評価を経て，健康日本21が改正され，メタボリックシンドローム該当者・予備群の減少，健診，保健指導の充実などの追加目標が設定された。
第4次国民健康づくり対策 「健康日本21（第二次）」 （平成25〜令和4年度）	●健康寿命の延伸と健康格差の縮小，生活習慣病の発症予防・重症化予防の徹底，社会生活を営むために必要な機能の維持・向上など ●平成30年に中間評価がまとめられ報告されている
第5次国民健康づくり 「健康日本21（第三次）」 （令和6年〜17年度）	「全ての国民が健やかで心豊かに生活できる持続可能な社会の実現」をビジョンとして掲げ，「誰一人取り残さない健康づくり」と「より実効性をもつ取り組みの推進」に重点を置くこととしており，健康寿命の延伸と健康格差の縮小，個人の行動と健康状態の改善，社会環境の質の向上，ライフコースアプローチを踏まえた健康づくりを基本的な方向として，健康づくりの取組を進めることとされている。

（変わらない）が14項目（26.4%），D（悪化している）が4項目（7.5%），E（評価困難）が7項目（13.2%）であった．なお，Eと評価された7項目のうち6項目は，新型コロナウィルス感染症の影響で，国民健康・栄養調査などが中止となったために最終評価のためのデータが取れなかったものである。

◀34-1

2 健康日本21（第三次）（令和6年から令和17年度）◀

　健康日本21（第三次）は，「全ての国民が健やかで心豊かに生活できる持続可能な社会の実現」をビジョンとして掲げ，「誰1人取り残さない健康づくり（Inclusion）」と「より実効性をもつ取組の推進（Implementation）」に重点を置き，国民の健康づくりを社会全体で，総合的・計画的に推進するものとしている。基本的な方向として，以下の4つの項目が挙げられている。

①健康寿命の延伸と健康格差の縮小：全ての国民が健やかで心豊かに生活できる持続可能な社会の実現のため，個人の行動と健康状態の改善に加え，個人を取り巻く社会環境の整備やその質の向上を通じて，健康寿命の延伸および健康格差の縮小を実現する。

②個人の行動と健康状態の改善：国民の健康増進を推進するに当たって，栄養・食生活，身体活動・運動，休養・睡眠，飲酒，喫煙，歯・口腔の健康に関する生活

習慣の改善（リスクファクターの低減）に加え，こうした生活習慣の定着等によるがん，生活習慣病（NCDs；非感染性疾患）の発症予防，合併症の発症や症状の進展等の重症化予防に関して引き続き取り組みを進めていく。

　一方で，生活習慣病（NCDs）に罹患せずとも，日常生活に支障を来す状態となることもある。ロコモティブシンドローム（運動器症候群），やせ，メンタル面の不調等は生活習慣病（NCDs）が原因となる場合もあるが，そうでない場合も含め，これらを予防することが重要である。また，既にがんなどの疾患を抱えている人も含め，「誰一人取り残さない」健康づくりの観点から，生活習慣病（NCDs）の発症予防・重症化予防だけでない健康づくりが重要である。こうした点を鑑み，生活機能の維持・向上の観点も踏まえた取り組みを推進する。

③社会環境の質の向上：健康日本21（第二次）の期間中の動向も踏まえ，関係省庁とも連携しつつ，取り組みを進める。就労，ボランティア，通いの場等の居場所づくりや社会参加の取り組みに加え，各人がより緩やかな関係性も含んだつながりを持つことができる環境整備やこころの健康を守るための環境整備を行うことで，社会とのつながり・こころの健康の維持および向上を図る。健康な食環境や身体活動・運動を促す環境をはじめとする自然に健康になれる環境づくりの取り組みを実施し，健康に関心の薄い者を含む幅広い対象に向けた健康づくりを推進する。誰もがアクセスできる健康増進のための基盤の整備として，保健・医療・福祉等へのアクセスの確保に加え，PHR（パーソナル・ヘルス・レコード）をはじめとする自らの健康情報を入手できるインフラ整備，科学的根拠に基づく健康に関する情報を入手・活用できる基盤の構築や周知啓発の取り組みを行うとともに，多様な主体が健康づくりに取り組むよう促す。

④ライフコースアプローチを踏まえた健康づくり：社会がより多様化することや，人生100年時代が本格的に到来することを踏まえれば，①から③に掲げる各要素をさまざまなライフステージ（乳幼児期，青壮年期，高齢期等の人の生涯における各段階）において享受できることがより重要であり，各ライフステージに特有の健康づくりについて，引き続き取り組みを進める。加えて，現在の健康状態は，これまでの自らの生活習慣や社会環境等の影響を受ける可能性や次世代の健康にも影響を及ぼす可能性があるものである。これらを踏まえ，ライフコースアプローチ（胎児期から高齢期に至るまでの人の生涯を経時的に捉えた健康づくり）について，健康づくりに関連する計画等とも連携しつつ，取り組みを進めていく。以上を実現するため，それぞれに具体的な項目と目標が設定されている（**表5-3**）。

Ⓑ 身体活動，運動

　健康の保持増進のためには身体活動を活発にし，エネルギー消費量を高めるとともに，それに見合った栄養素をとることが大切である。運動不足は，肥満や糖尿病など生活習慣病の原因の一つである。

表5-3 健康日本 21（第三次）の基本的な方向と具体的項目

1. 健康寿命の延伸と健康格差の縮小（2 項目）

- 健康寿命の延伸（日常生活に制限のない期間の平均）
- 健康格差の縮小（日常生活に制限のない期間の平均の下位 4 分の 1 の都道府県の平均）

2. 個人の行動と健康状態の改善（40 項目）

(1) 生活習慣の改善

栄養・食生活（6 項目）

- 適正体重を維持している者の増加〔(肥満，若年女性のやせ，低栄養傾向の高齢者の減少) BMI 18.5 以上 25 未満（65 歳以上は BMI 20 を超え 25 未満）の者の割合〕
- 児童・生徒における肥満傾向児の減少
- バランスの良い食事を摂っている者の増加（主食・主菜・副菜を組み合わせた食事が 1 日 2 回以上の日がほぼ毎日の者の割合）
- 野菜摂取量の増加
- 果物摂取量の改善
- 食塩摂取量の減少

栄養・食生活（3 項目）

- 日常生活における歩数の増加
- 運動習慣者の増加（運動習慣者の割合）
- 運動やスポーツを習慣的に行っていないこどもの減少〔1 週間の総運動時間（体育授業を除く。）が 60 分未満の児童の割合〕

休養・睡眠（3 項目）

- 睡眠で休養がとれている者の増加
- 睡眠時間が十分に確保できている者の増加
- 週労働時間 60 時間以上の雇用者の減少

飲酒（2 項目）

- 生活習慣病（NCDs）のリスクを高める量（1 日当たりの純アルコール摂取量が男性 40 g 以上，女性 20 g 以上）を飲酒している者の減少
- 20 歳未満の者の飲酒をなくす

喫煙（3 項目）

- 喫煙率の減少（喫煙をやめたい者がやめる）
- 20 歳未満の者の喫煙をなくす
- 妊娠中の喫煙をなくす

歯・口腔の健康（3 項目）

- 歯周病を有する者の減少
- よく噛んで食べることができる者の増加
- 歯科検診の受診者の増加

(2) 生活習慣病（NCDs）の発症予防・重症化予防

がん（3 項目）

- 年齢調整罹患率の減少
- 年齢調整死亡率の減少
- がん検診の受診率の向上

循環器病（6 項目）

- 脳血管疾患・心疾患の年齢調整死亡率の減少
- 高血圧の改善（収縮期血の平均値）
- 脂質（LDL コレステロール）高値（160mg/dl 以上）の者の減少
- メタボリックシンドロームの該当者及び予備群の減少
- 特定健康診査の実施率の向上
- 特定保健指導の実施率の向上

糖尿病（7 項目）

- 合併症（糖尿病腎症）の減少
- 治療継続者の増加
- 血糖コントロール不良者（HbA1c8.0%以上の者）の減少
- 糖尿病有病者の増加の抑制
- メタボリックシンドロームの該当者及び予備群の減少（再掲）
- 特定健康診査の実施率の向上（再掲）
- 特定保健指導の実施率の向上（再掲）

COPD（1 項目）

- 死亡率の減少

(3) 生活機能の維持・向上

- ロコモティブシンドロームの減少（足腰に痛みのある高齢者の人数の減少）
- 骨粗鬆症検診受診率の向上
- 心理的苦痛を感じている者の減少

3. 社会環境の質の向上（12 項目）

社会とのつながり・こころの健康の維持及び向上（5 項目）

- 地域の人々とのつながりが強いと思う者の増加
- 社会活動を行っている者の増加
- 地域等で共食している者の増加
- メンタルヘルス対策に取り組む事業場の増加
- 心のサポーター数の増加

自然に健康になれる環境づくり（3 項目）

- 「健康的で持続可能な食環境づくりのための戦略的イニシアチブ」の推進
- 「居心地が良く歩きたくなる」まちなかづくりに取り組む市町村数の増加
- 望まない受動喫煙の機会を有する者の減少

誰もがアクセスできる健康増進のための基盤の整備（4 項目）

- スマート・ライフ・プロジェクト活動企業・団体の増加
- 健康経営の推進
- 利用者に応じた食事提供をしている特定給食施設の増加
- 必要な産業保健サービスを提供している事業場の増加

4. ライフコースアプローチを踏まえた健康づくり（11 項目）

こども（4 項目）

- 運動やスポーツを習慣的に行っていないこどもの減少（再掲）〔1 週間の総運動時間（体育授業を除く）が 60 分未満の児童の割合〕
- 児童・生徒における肥満傾向児の減少（再掲）
- 20 歳未満の者の飲酒をなくす（再掲）
- 20 歳未満の者の喫煙をなくす（再掲）

高齢者（3 項目）

- 低栄養傾向（BMI 20 以下）の高齢者の減少（適正体重を維持している者の増加の一部を再掲）
- ロコモティブシンドロームの減少（再掲）
- 社会活動を行っている高齢者の増加（社会活動を行っている者の増加の一部を再掲）

女性（4 項目）

- 若年女性のやせの減少（適正体重を維持している者の増加の一部を再掲）
- 骨粗鬆症検診受診率の向上（再掲）
- 生活習慣病（NCDs）のリスクを高める量を飲酒している女性の減少〔生活習慣病（NCDs）のリスクを高める量を飲酒している者の減少の一部を再掲〕
- 妊娠中の喫煙をなくす（再掲）

◀1 37-7
◀2 34-5

ⓐ 身体活動・運動の現状◀1,2

近年，家庭や職場での作業の機械化や交通機関の発達など，社会環境の変化に伴って日常の身体活動は急激に低下している。

国民の身体活動の現状を知る資料としては，厚生労働省が毎年実施している国民健康・栄養調査（前身は国民栄養調査）の生活習慣調査や，体力・運動能力調査がある。

① 国民健康・栄養調査

◯運動習慣のある者（1回30分以上の運動を週2回以上実施し，1年以上継続している者）の割合は，この10年間でみると，男性では有意な変化はなく女性では有意に減少した。令和元年の調査結果をみると，成人の男性は約33％，女性は約25％で，男性では40代，女性では30代が最も低かった。平成21（2009）年と比較すると，男性の40～50代以外および女性の30～40代と60代以外は増加した（図5-2）。

◯20歳以上の歩数の平均値は，男性で6,793歩/日，女性で5,832歩/日で，この10年間でみると，男性では有意な増減はなく女性では有意に減少している（図5-3）。年齢階級別では，20歳から64歳までは男女それぞれ20歳以上の平均値よりも多いが，70歳以上では平均値よりも1,500歩以上低下する。

ⓑ 身体活動・運動の健康影響◀1

●運動トレーニングの影響

◯持久的トレーニングは，末梢組織でのインスリン感受性を増大させ，インスリンの節約効果をもたらす。したがって，さまざまな生活習慣病の原因となる高インスリン血症も改善されることになる。

◯持久的トレーニングによって，LPL活性の亢進により血中トリグリセリド値が低下する。また，キロミクロンやVLDLの代謝亢進，レシチン・コレステロールアシルトランスフェラーゼ活性の亢進により，HDLコレステロール値が上昇する。

●身体活動・運動と高血圧
運動トレーニングによる高血圧の改善の程度は，15mmHg程度の範囲とする報告が多く，必ずしも運動単独で高血圧を改善することは可能ではない。

●身体活動・運動とがん
疫学調査により，身体活動レベルが高いことが，大腸，乳，子宮（体），前立腺がんなどの複数のがんのリスクを低下させることが報告されている。

●身体活動・運動と寿命
運動が寿命を延長するか否かは明らかでないが，生活習慣病に対する予防・改善効果が明らかであり，適度な運動習慣を有する集団では平均寿命が延長し得ることになる。一方，過度な運動は健康に対して悪影響を及ぼすことから，寿命延長の可能性を低くするものと考えられる。

運動習慣
健康日本21（第三次）が目標とする運動習慣者の割合は，20～64歳男性30％，女性30％，65歳以上男性50％，女性50％。

歩数
健康日本21（第三次）が目標とする歩数は，20～64歳男性8,000歩，女性8,000歩，65歳以上男性6,000歩，女性6,000歩。

インスリン感受性
血糖を低下させる作用をもつインスリンは，細胞の表面で受容体と結合して糖が細胞内へ取り込まれる。インスリンが一定量分泌されていても受容体の働きが低下し，糖の取り込みが低下しているとき，インスリン感受性が低いという。

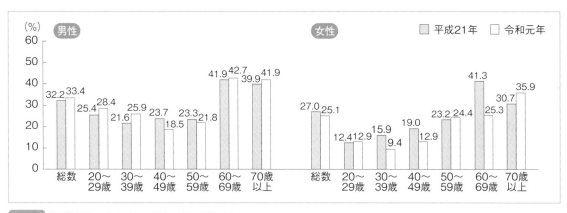

図5-2　運動習慣のある者の割合（20歳以上）
資料）厚生労働省：国民健康・栄養調査

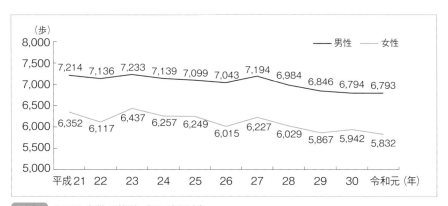

図5-3　1日の歩数の推移（20歳以上）
資料）厚生労働省：国民健康・栄養調査

●**身体活動・運動とQOL**　　運動は，健康・体力を高めることによって日常生活
動作（ADL）能力の向上や余暇時間の有効活用に貢献することになる。すなわち，
運動がQOLの向上に対して重要な役割を担っているといえる。

ADL
日常生活を営む上で普段
行っている基本的行為。
具体的には食事，排泄，
整容，移動，入浴など。

C 健康づくりのための身体活動基準及び指針◀ ················· ◀**36-7**

　平成18（2006）年，厚生労働省は「健康づくりのための運動所要量（平成元年）」
の見直しを行い，生活習慣病を予防するための身体活動量と運動量・体力（**最大酸
素摂取量**）の基準値を示した「健康づくりのための運動基準2006」を作成した。
この運動基準に基づき，安全で有効な運動を広く国民に普及することを目的として
「健康づくりのための運動指針2006（エクササイズガイド2006）」が策定された。
この指針では，継続して運動することを重要とし，無理をせず日常生活の中で活動
量を増やしていくことが推奨された。平成25（2013）年には「健康づくりのため
の身体活動基準2013」および「健康づくりのための身体活動指針（アクティブガ
イド）」が策定された。

　この策定から10年が経過し，身体活動・運動に関する新たな科学的知見が蓄積
されている一方，健康日本21（第二次）最終評価において，日本人の身体活動・

最大酸素摂取量
体力構成要素のうち全身
持久力の指標。自転車エ
ルゴメーターやトレッド
ミルなどを用いて最大努
力での運動中に換気され
た吸気ガスを分析し，1
分間，体重1kg当たり
の取り込まれる最大量を
算出する。

表5-4 健康づくりのための身体活動・運動ガイド2023 推奨事項一覧

全体の方向性	・個人差を踏まえ，強度や量を調整し，可能なものから取り組む ・今よりも少しでも多く身体を動かす		
対象者[*1]	身体活動[*2]（生活活動[*3]＋運動[*4]）		座位行動[*7]
高齢者	歩行またはそれと同等以上の（3メッツ以上の強度の）身体活動を1日40分以上（1日約6,000歩以上）（＝週15メッツ・時以上） 運動：有酸素運動・筋力トレーニング・バランス運動・柔軟運動など多要素な運動を週3日以上【筋力トレーニング[*5]を週2～3日】		座りっぱなしの時間が長くなりすぎないように注意する （立位困難な人も，じっとしている時間が長くなりすぎないように少しでも身体を動かす）
成人	歩行またはそれと同等以上の（3メッツ以上の強度の）身体活動を1日60分以上（1日約8,000歩以上）（＝週23メッツ・時以上） 運動：息が弾み汗をかく程度以上の（3メッツ以上の強度の）運動を週60分以上（＝週4メッツ・時以上）【筋力トレーニングを週2～3日】		
こども （※身体を動かす時間が少ないこどもが対象）	(参考) ・中強度以上（3メッツ以上）の身体活動（主に有酸素性身体活動）を1日60分以上行う ・高強度の有酸素性身体活動や筋肉・骨を強化する身体活動を週3日以上行う ・身体を動かす時間の長短にかかわらず，座りっぱなしの時間を減らす。特に余暇のスクリーンタイム[*6]を減らす。		

[*1] 生活習慣，生活様式，環境要因等の影響により，身体の状況等の個人差が大きいことから，「高齢者」「成人」「こども」について特定の年齢で区切ることは適当でなく，個人の状況に応じて取り組みを行うことが重要であると考えられる。
[*2] 安静にしている状態よりも多くのエネルギーを消費する骨格筋の収縮を伴う全ての活動。
[*3] 身体活動の一部で，日常生活における家事・労働・通勤・通学などに伴う活動。
[*4] 身体活動の一部で，スポーツやフィットネスなどの健康・体力の維持・増進を目的として，計画的・定期的に実施する活動。
[*5] 負荷をかけて筋力を向上させるための運動。筋トレマシンやダンベルなどを使用するウエイトトレーニングだけでなく，自重で行う腕立て伏せやスクワットなどの運動も含まれる。
[*6] 座位や臥位の状態で行われる，エネルギー消費が1.5メッツ以下の全ての覚醒中の行動で，例えば，デスクワークをすることや，座ったり寝ころんだ状態でテレビやスマートフォンを見ること。
[*7] テレビやDVDを観ることや，テレビゲーム，スマートフォンの利用など，スクリーンの前で過ごす時間のこと。
資料）厚生労働省：健康づくりのための身体活動・運動ガイド2023

メッツ
身体活動の強さを表す単位。座って安静にしている状態を1メット（Met, Metsは複数）とし，ある生活活動・運動の強度が安静時の何倍に相当するかを示す。

運動分野の指標は横ばいから減少傾向である。これは，生活環境の変化による歩行機会の減少や，運動を実施するための啓発・環境整備が不十分であったことなどが要因とみられている。こうした状況を踏まえ，2024年に「健康づくりのための身体活動・運動ガイド2023」が策定された。

1 健康づくりのための身体活動・運動ガイド2023（表5-4）

○ライフステージごと（成人，こども，高齢者）に身体活動・運動に関する推奨事項をまとめ，身体活動・運動に取り組むに当たっての参考情報をテーマごとにまとめた。

○新たに座位行動という概念が取り入れられ，座っている時間が長くなりすぎないように注意し，立位困難な者においても，じっとしている時間が長くなりすぎないように少しでも身体を動かすことを推奨している。

○個人差（健康状態，体力レベルや身体機能等）を踏まえ，強度や量を調整し，可能なものから取り組むことを推奨している。

身体や活動の健康に対する効果についての知識は国民の間に普及しつつあるものの，運動を実際に行っている者の割合は増えていないのが現状である。

身体活動の重要な指標の一つである歩数は，この10年間で男女別および年齢別

表5-5　アクティブガイド〜健康づくりのための身体活動指針〜

ここから＋10分（プラス・テン）

プラス・テンで健康寿命をのばしましょう！

　ふだんから元気にからだを動かすことで，糖尿病，心臓病，脳卒中，がん，ロコモティブシンドローム，うつ，認知症などになるリスクを下げることができます。例えば，今より10分多く，毎日からだを動かしてみませんか。

健康のための第一歩を踏み出そう！

1. 気づく！
　からだを動かす機会や環境は，身の回りにたくさんあります。それが「いつなのか？」「どこなのか？」，ご自身の生活や環境を振り返ってみましょう。
2. 始める！
　今より少しでも長く，少しでも元気にからだを動かすことが健康への第一歩です。＋10から始めましょう。
3. 達成する！
　目標は，1日合計60分，元気にからだを動かすことです。高齢の方は，1日合計40分が目標です。これらを通じて，体力アップを目指しましょう。
4. つながる！
　一人でも多くの家族や仲間＋10を共有しましょう。一緒に行うと，楽しさや喜びが一層増します。

毎日をアクティブに暮らすために　こうすれば＋10

●地域で　・家の近くに，散歩に適した歩道やサイクリングを楽しめる自転車レーンはありませんか？
　　　　　・家の近くの公園や運動施設を見つけて，利用しましょう。
　　　　　・地域のスポーツイベントに積極的に参加しましょう。
　　　　　・ウィンドウショッピングなどに出かけて，楽しみながらからだを動かしましょう。
●職場で　・自転車や徒歩で通勤してみませんか？
　　　　　・職場環境を見直しましょう。からだを動かしやすい環境ですか？
　　　　　・健診や保健指導をきっかけに，からだを動かしましょう。
●人々と　・休日には，家族や友人と外出を楽しんでみては？
　　　　　・困ったことや知りたいことがあったら，市町村の健康増進センターや保健所に相談しましょう。
　　　　　・電話やメールだけでなく，顔をあわせたコミュニケーションを心がけると自然にからだも動きます。

資料）厚生労働省：健康づくりのための身体活動指針（アクティブガイド）

にみると，ほぼ横ばいか，もしくは減少傾向を示している。「健康づくりのための身体活動基準2013」が策定された際に，その内容を国民がよりわかりやすく，実践しやすいように，具体的な方法を示した「健康づくりのための身体活動指針（アクティブガイド）」が示された（**表5-5**）。これは，「プラス・テン（今より10分多く体を動かしましょう）」をキャッチフレーズに，運動時間の目標を定めている。今回の「健康づくりのための身体活動・運動ガイド2023」の公表に合わせて，アクティブガイドも改訂が検討されている。

C　喫煙行動

　たばこは，煙に含まれる有害物質により，がんや**虚血性心疾患**などの原因となるため，たばこ対策は公衆衛生上の施策として世界的にも重要な課題となっている。

虚血性心疾患
冠動脈が動脈硬化などで狭くなったり閉塞するなどにより，心筋の血流が低下，遮断されるなど，障害を生じた状態。狭心症と心筋梗塞の総称。

a　喫煙の現状

1　日本人の喫煙率（国民健康・栄養調査）

○現在習慣的に喫煙している者の割合は，平成30年では男性29.0％，女性8.1％，令和元年では男性27.1％，女性7.6％で，令和元年の男性は30〜60代で高い。

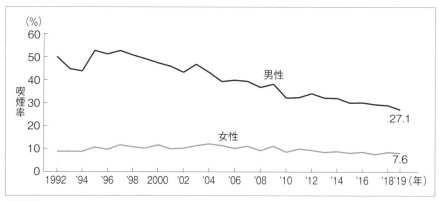

図5-4 喫煙率の推移

資料）厚生労働省：国民健康・栄養調査

　　　この10年間でみると男女とも有意に減少している（**図5-4**）。

② 20歳未満の者の喫煙率（喫煙，飲酒等生活習慣の実態把握及び生活習慣の改善に向けた研究）

　　30日間で1日以上喫煙した者の割合は，中学1～3年・高校1～3年の男女の平均で2.2％であった。学年が上がるほど，女子より男子で高い傾向にある。

③ 欧米諸国との比較

　　欧米諸国の喫煙率は，男性では30％以下，女性では10％以上の国が多く，欧米諸国と比較して日本の男性高率で，女性は低率である。

ⓑ 喫煙の健康影響と社会的問題

① 喫煙の健康影響

　○たばこの煙は4,000種類以上の化学物質を含んでいる。また，60種類以上の発がん物質，発がん促進物質が含まれている。

　○喫煙の健康影響は，多くの研究によって明らかにされている。平成28（2016）年8月に公表された「喫煙と健康 喫煙の健康影響に関する検討会報告書」では，疫学研究などの科学的知見を系統的にレビューし，因果関係を4段階で判定している。これによると，レベル1（科学的証拠は因果関係を推定するのに十分である）として，**表5-6**の疾患および異常があげられている。

　○たばこに含まれるニコチンには依存性がある。しかし，禁煙に成功すれば，喫煙を継続した場合に比べて，**表5-6**の疾患の危険性は減少する。

② 喫煙による健康影響の認識

　　平成20（2008）年の国民健康・栄養調査では，全体の87.5％の者が「喫煙で肺がんにかかりやすくなる」と思っている一方で，「心臓病」は50.7％，「脳卒中」では50.9％と低率になっているなど，疾患により，たばこの健康影響に関する認識が低い。

③ 喫煙の社会的問題

　　2014年度の超過医療費は，能動喫煙由来が1兆1669億円，受動喫煙由来が

表5-6 喫煙による影響

能動喫煙による影響	部位別がん	肺，喉頭，咽頭，食道，胃，肝臓，膵臓，子宮頸部など
	循環器疾患	虚血性心疾患，脳卒中
	呼吸器疾患	慢性閉塞性肺疾患（COPD），呼吸機能低下，結核による死亡
	その他の疾患	2型糖尿病の発症，歯周病
	母子への影響	低出生体重児，流産・早産，乳幼児突然死症候群（SIDS, p.40参照）
	喫煙開始年齢と健康影響	喫煙開始年齢が低いことと全死因死亡，がん死亡，循環器疾患死亡，がん罹患のリスク増加
受動喫煙による影響		肺がん，虚血性心疾患，脳卒中，小児の喘息，乳幼児突然死症候群

資料）厚生労働省：喫煙と健康 喫煙の健康影響に関する検討会報告書

3233億円で合計1兆4902億円と推計され，同年の国民医療費の3.7%を占めた。2005年に推計された1兆5930億円に比べると，喫煙率により1028億円減少したが，受動喫煙に関しては，たばことの因果関係が明らかな心筋梗塞，脳卒中を新に加えたことにより倍近く増加している。また，超過罹患者数は，能増喫煙が79.2万人，受動喫煙が24.2万人の計103.4万人とされている。

一方，喫煙による勤務中の離席による生産性損失は，5496億円と推計され，2005年の推計よりも約1兆円減少した。

c 禁煙サポートと喫煙防止

前述のように，たばこに含まれるニコチンには依存性があり，自分の意志だけでは，やめたくてもやめられないことが多い。国民全体として「たばこによる健康被害の低減」を達成するため，禁煙希望者に対する禁煙支援を積極的に推進していくことは重要である。特に，妊産婦の喫煙は，早産，流産，胎児の発育異常等の危険性を高めることが明らかになっており，積極的に禁煙支援に取り組む必要がある。

●**禁煙希望者の割合**（令和元年国民健康・栄養調査） 現在習慣的に喫煙している者のうち，たばこをやめたいと思う者の割合は，男性24.6%，女性30.9%である。

d 受動喫煙防止◀

◀36-8

健康増進法第25条では，多数の利用者がある施設での**受動喫煙**の防止が義務付けられている。労働安全衛生法が2014（平成26）年に改正され，事業者に全面禁煙または空間分煙が義務付けられた（努力義務）。

平成30（2018）年に健康増進法の一部改正が行われ，国および地方公共団体は，望まない受動喫煙が生じないよう，受動喫煙を防止するための措置を総合的かつ効果的に推進するよう努めることとされた。これにより，学校・病院・児童福祉施設等，行政機関，バス・新幹線・航空機内を禁煙，その他の多数の者が利用する施設，旅客運送事業船舶・鉄道，飲食店は原則屋内禁煙となった。

受動喫煙
室内またはこれに準ずる環境において，他人のたばこの煙を吸わされること。

◀1 36-8
35-8 **e** その他のたばこ対策◀1 ────────────────────────────

1 健康日本 21（第三次）におけるたばこ対策

健康日本 21（第三次）では，たばこに関して次の 3 つの具体的な目標があげられている（p.81，**表 5 - 8** 参照）。

①喫煙率の減少（喫煙をやめたい者がやめる），② 20 歳未満の喫煙をなくす，③妊娠中の喫煙をなくす

2 WHO によるたばこ対策

毎年 5 月 31 日を世界禁煙デーとして，禁煙を呼びかけている。

・たばこ規制枠組条約（FCTC）：平成 15（2003）年 5 月採択。日本は平成 16（2004）年に批准し，平成 17（2005）年に発効した。公共の場での受動喫煙の防止，価格政策，包装表示の義務化，広告の禁止などによる消費抑制などの取り組みが行われている。

3 禁煙対策

平成 18（2006）年よりニコチン依存症に対する禁煙治療が保険適用となり，ニコチンパッチなどの禁煙補助薬による禁煙治療保険診療が行われている。

禁煙治療が保険適用となる条件は，以下の 4 つである。

①ニコチン依存のスクリーニングテスト（TDS）の結果が 5 点以上

②ブリンクマン指数（1 日の喫煙本数×喫煙年数）が 200 以上

③直ちに禁煙することを希望

④禁煙治療について説明を受け，治療を受けることを文書で同意

平成 20（2008）年より，未成年者の禁煙を防止するため「タスポ（成人識別 IC カード）」による自動販売機での購入システムの導入がされている。

◀2 37-8 **D** 飲酒行動◀2

過度の飲酒は，肝臓障害，がんなどの疾病のリスクを上昇させ，アルコール依存症，未成年の飲酒，交通事故の原因となるなど，社会的な問題にもつながる。WHO でも飲酒に関して総合的対策を講じるよう提言している。

a 飲酒の現状 ──

1 飲酒状況（成人）（平成 30・令和元年国民健康・栄養調査）

・飲酒頻度：平成 30（2018）年では，週 3 日以上飲酒し，飲酒日 1 日当たり 1 合以上飲酒する者は男性 33.0%，女性 8.3%。

・飲酒量：令和元（2019）年では，生活習慣病のリスクを高める量を飲酒している者（1 日当たりの純アルコール摂取量が男性で 40g 以上，女性で 20g 以上の者）の割合は，男性 14.9%，女性 9.1%（**図 5 - 5**）。

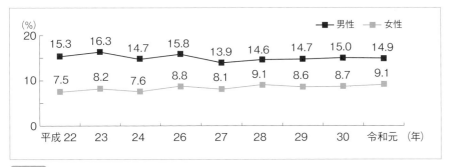

図5-5 生活習慣病のリスクを高める量を飲酒している者の割合の年次比較（20歳以上）

2 **20歳未満の者の飲酒**（喫煙飲酒等生活習慣の実態把握及び生活習慣の改善に向けた研究）

　30日間で1日でも飲酒した者の割合は，中学1～3年・高校1～3年の男女平均で2.2%であった。男女差をみると，男子のほうで頻度が高かった。

　20歳未満の者の飲酒問題は，将来への健康影響が大きいこと，飲酒問題の拡大につながることから，早期になくす必要がある。

3 **アルコール依存症患者数など**（令和2年患者調査）

　アルコール依存症の総患者数（調査日現在において継続的な医療を受けている者）は6万人，推計患者数（調査当日に医療機関で受療した患者の推計数，p. 43，**表3-9**参照）は1万1百人となっている。

b 飲酒の健康影響と社会的問題 ···

1 **飲酒の健康影響**

　○アルコール依存症，アルコール精神病などのアルコール使用（飲酒）による精神および行動の障害のほか，肝疾患，脳卒中，高血圧，がん，高尿酸血症，骨粗鬆症などの危険因子である。

　○妊婦の飲酒は，**胎児性アルコール症候群**などの妊娠に関連した異常の危険因子である。

　○アルコールの心身に与える影響は，精神的・身体的な発育の途上にある20歳未満の者においては大きいとされている。

　○20歳未満の者の飲酒は未成年者飲酒禁止法で禁止されているが，20歳未満の者は処罰対象ではなく，親権者やその他の監督者，酒類を販売，供与した営業者が処罰される。

　○短時間内の多量飲酒による急性アルコール中毒により，死亡することがある。

2 **飲酒の社会的問題**

　飲酒は意識の変容を来すことから，健康障害のほか，交通事故や犯罪，家庭内暴力などの問題の原因ともなる。

　飲酒による社会問題を解決するためには，総合的な取り組みが必要である。

胎児性アルコール症候群
妊婦の飲酒によるアルコールの影響により，胎児に先天異常や行動異常，神経障害などが生じること。

c アルコール対策と適正飲酒

1 アルコール対策

健康日本21（第三次）では，アルコールに関して次の2つの具体的な目標があげられている（p.81，**表5-8**参照）。

①生活習慣病（NCDs）のリスクを高める量を飲酒している者の割合の減少
②20歳未満の飲酒をなくす

2 適正飲酒

通常のアルコール代謝能を有する日本人においては「節度ある適度な飲酒」として，1日平均純アルコールで20g程度であるとしている（p.81，**表5-8**参照）。

なお，この「節度ある適度な飲酒」としては，次のことに留意する必要がある。

○女性は男性よりも少ない量が適当である。

○少量の飲酒で顔面紅潮を来すなど，アルコール代謝能力の低い者は通常の代謝能を有する者よりも少ない量が適当である。

○65歳以上の高齢者においては，より少量の飲酒が適当である。

○アルコール依存症者においては，適切な支援のもとに完全断酒が必要である。

○飲酒習慣のない者に対して，この量の飲酒を推奨するものではない。

E 睡眠，休養，ストレス

メンタルヘルス（心の健康）を維持するためには，睡眠，休養，ストレスマネジメントといった要素が重要となる。

◀34-6
33-9 a 睡眠と生活リズム◀

1 睡眠の必要性

睡眠は，精神的・身体的休養の基礎であり，人間や動物にとって必要不可欠で基本的な行動である。睡眠不足や睡眠障害は，疲労感や情緒の不安定を招くなど，QOLに大きく影響する。心の病気のサインとして現れる場合や，高血圧，心臓病，脳卒中の悪化要因としても注目されている。

2 睡眠時間と生活リズム

人間には，約25時間周期で睡眠と覚醒を規則正しく繰り返すリズム（概日リズム，サーカディアンリズム）がある。概日リズムと地球の自転周期（24時間／日）の約1時間のズレを調整するのが，同調因子と呼ばれる太陽の光，食事や運動，仕事などの社会生活といった外部からの刺激であり，25時間周期を24時間周期に適応させている。

規則正しい生活により体に刺激を与えることで，生体時計が正常に働く。睡眠時間には個人差があるが，生体リズム（概日リズム）を崩さないよう，1日7～8時間の睡眠が望ましいといわれている。

③ 睡眠サイクル

睡眠には，レム睡眠とノンレム睡眠がある。この2つを1セット（約90〜120分）にして，一晩の睡眠で4〜5セット繰り返している。睡眠・覚醒のリズムは人によって異なり，早寝早起きタイプ（朝型）と夜更かしタイプ（夜型）とその中間型に分類される。加齢とともに多くの人で早寝早起きの傾向が強まるとされている。

よい睡眠とは，レム睡眠，ノンレム睡眠が規則正しく出現することである。睡眠前の飲酒は入眠までの時間を短縮するが，レム睡眠とノンレム睡眠のバランスを崩し，結果的に睡眠の質を下げることになる。

レム（REM）睡眠
脳が活動している状態。夢をみていることが多い。眼球の急速な動きが観察される。

ノンレム（non REM）睡眠
脳が休んでいる状態。眼球の動きはほとんど停止し，脳波の動きも低下する。

ⓑ 睡眠障害と睡眠不足の現状，睡眠指針

◀34-6
33-9

① 睡眠障害

睡眠と覚醒に関連する多様な疾患を指す。最も多いものは不眠症であるが，このほか，過眠症，概日リズム睡眠障害，睡眠時無呼吸症候群などがある。

不眠症とは健康を維持するために必要な睡眠時間が量的または質的に不足し，そのために社会生活に支障を来したり，自覚的にも悩んでいる状態をいう。睡眠時間が4〜5時間であっても本人が満足し，昼間に正常に活動できるならば不眠症とは呼ばない。症状がどのくらい続いているかによって，数日の場合には「一過性不眠」，1〜3週間の場合には「短期不眠」，1か月以上続く場合には「長期不眠」と呼ぶ。

症状としては次のようなものがある。
・入眠障害：なかなか寝つけない
・中途覚醒：夜中に何度も目覚めてしまう
・熟睡障害：眠りが浅くて熟睡できない
・早朝覚醒：朝早く目覚めてまだ睡眠が足りないにもかかわらず眠れない

睡眠時無呼吸症候群
睡眠中に一定期間呼吸が止まってしまう病気。呼吸が止まると血液中の酸素濃度が低下するために目が覚め，再び呼吸し始めるが，眠り出すとまた止まるといった症状を一晩中繰り返すため，深い睡眠がとれなくなる。また，酸素濃度が下がるために高血圧となり，動脈硬化も進むため，心筋梗塞や脳梗塞を起こしやすくなる。さらに，糖尿病の発症リスクが高まることも知られている。

② 睡眠の状況（国民健康・栄養調査）

・1日の平均睡眠時間（令和元年）：男女とも6時間以上7時間未満が最多で男性32.7%，女性36.2%。
・睡眠で休養が十分にとれていない者の割合（平成28年）：ここ1か月間で，睡眠で休養が「あまりとれていない」または「まったくとれていない」者は19.7%である。
・睡眠の質の状況（令和元年）：男女とも「日中，眠気を感じた」と回答した者の割合が高く，それぞれ32.3%，36.9%である。

③ 健康日本21（第三次）における睡眠に関する目標

健康日本21（第三次）では，「睡眠で休養がとれている者の増加」，「睡眠時間が十分に確保できている者の増加」を目標としている（p.81，**表5-8**参照）。

④ 睡眠指針

睡眠についての適切な知識の普及を目的として平成15（2003）年に「健康づくりのための睡眠指針」が策定され，次いで平成26（2014）年に「健康づくりのための睡眠指針2014」が策定された。この策定から約10年が経過し，睡眠に関す

表5-7 健康づくりのための睡眠ガイド2023の推奨事項

全体の方向性	個人差を踏まえつつ，日常的に質・量ともに十分な睡眠を確保し，心身の健康を保持する
対象者[*]	推奨事項
高齢者	・長い床上時間が健康リスクとなるため，床上時間が8時間以上にならないことを目安に，必要な睡眠時間を確保する ・食生活や運動等の生活習慣や寝室の睡眠環境等を見直して，睡眠休養感を高める ・長い昼寝は夜間の良眠を妨げるため，日中は長時間の昼寝は避け，活動的に過ごす
成人	・適正な睡眠時間には個人差があるが，6時間以上を目安として必要な睡眠時間を確保する ・食生活や運動等の生活習慣，寝室の睡眠環境等を見直して，睡眠休養感を高める ・睡眠の不調・睡眠休養感の低下がある場合は，生活習慣等の改善を図ることが重要であるが，病気が潜んでいる可能性にも留意する
こども	・小学生は9～12時間，中学・高校生は8～10時間を参考に睡眠時間を確保する ・朝は太陽の光を浴びて，朝食をしっかり摂り，日中は運動をして，夜ふかしの習慣化を避ける

注）[*]生活習慣や環境要因等の影響により，身体の状況等の個人差が大きいことから，「高齢者」「成人」「こども」について特定の年齢で区切ることは適当でなく，個人の状況に応じて取り組みを行うことが重要であると考えられる。
資料）厚生労働省：健康づくりのための睡眠ガイド2023

る新たな科学的知見が蓄積されている一方で，健康日本21（第二次）最終評価では，睡眠による休養を十分とれていない者の割合は悪化していると評価されている。こうした状況を踏まえ，2024（令和6）年2月に「健康づくりのための睡眠ガイド2023」が策定された（**表5-7**）。

c　休養の概念と休養指針

　休養には，心身の疲労を回復する"休む"という要素と，ストレスを解消し，気力や活力を充実させる"養う"という要素がある。特に，休養の"養う"という要素については，趣味やスポーツ，リラクゼーションによって身体的・精神的・社会的な英気を養うことの重要性がいわれ，注目されている。平成6（1994）年，厚生省によって「健康づくりのための休養指針」が策定された。

　健康日本21（第三次）では，「週労働時間60時間以上の雇用者の割合の減少」を目標としている（p.81，**表5-8** 参照）。

d　ストレスの概念とストレスマネジメント

1　ストレスの概念

　セリエ（H.Selye）は，生体に刺激を与えると，刺激の種類は異なっても自律神経系や内分泌系に一定の反応が現れることを発見し，このことからストレスの概念を確立した。現在は，ストレスの一語で**ストレス**と**ストレッサー**の両方を合わせた状態をいうことが多い。ストレスは，すべてが有害というわけではなく，一定のストレスは人間にとって必要な刺激であると考えられている。

2　ストレスマネジメント

●**ストレスの現状**（令和元年国民生活基礎調査）　12歳以上の者（入院者は除く）について，日常生活での悩みやストレスの有無別構成割合は，「ある」が47.9%

ストレス
人間の心身に環境や人間関係などがもたらす刺激や不快感，緊張感などに対する防御反応。

ストレッサー
ストレス状態を引き起こす種々の因子。

と約半数を占めている。年齢階級別では男女とも 30 ～ 50 代が高く男性約 5 割，女性約 6 割である。

●**ストレスマネジメントとは**　　自分のストレスを自覚し，気分転換やカウンセリングなどによりストレスとうまく付き合っていくことをいう。具体的には，次のことがあげられる。

・ストレスへの気付き：自分の抱えているストレスにまず気付くことが大切である。ストレスの反応は不眠や不安感，動悸といった症状として現れることもある。また，仕事や勉強など物事に没頭している人では，心身の疲労に気付かない場合がある。周囲の人が声をかけるなど，ストレスの自覚を促し，休養をとらせるなど適切な対応につながるようにしたい。

・生活習慣上の注意：適度な運動・スポーツ，睡眠，栄養バランスのとれた食生活は，ストレス反応を軽減すると考えられている。平成 19 年国民健康・栄養調査によれば，男女ともにストレスの対処法は，「趣味を楽しんだり，リラックスする」，「テレビを見たり，ラジオを聞く」者の割合が多い。

・気分転換や趣味：1 日のうち短い時間でも自分の時間をもち，趣味やリラクゼーションなど，気分転換を図ることで，ストレスが軽減される。

・専門家によるカウンセリングなど：カウンセリングや**自律訓練法**，**認知行動療法**的アプローチ

・社会的支援：家族や友人，同僚，さらに地域・職場の支援。信頼できる人間関係や意見交換，交流は社会的ストレスの軽減につながる。

F　歯科口腔保健

　う蝕や歯周病に代表される歯科疾患は，歯の喪失につながり，食生活や社会生活などに支障を来し，全身の健康に影響を与えるものとされている。また，歯や口腔の健康を保つことは，食事や会話を楽しむなど，豊かな人生を送るための基礎となるものである。

　そのため，乳幼児期からのう蝕予防や高齢期の口腔ケア等，口の機能の発達支援から機能の低下防止まで，生涯を通じた途切れない取り組みが必要である。

ⓐ 歯・口腔の健康と食生活

1 甘味食品・飲料の摂取

　甘味食品・飲料の頻度は，う蝕の発病に強く関わっている。特に砂糖は，ほかの糖質よりもう蝕の誘発に深く関与している。このため，甘味食品・飲料の摂取回数が多くなるほど，う蝕の発病リスクは高くなる。幼児の間食では，間食内容を工夫し，時間を決めて飲食する習慣を普及していく必要がある。

2 咀嚼能力と ADL（日常生活動作）の向上

　○歯の喪失は，咀嚼能力に直接的影響を与える（図 5 - 6）。咀嚼は単に食物を粉砕し，嚥下しやすくするのみでなく，口腔内を刺激することにより各臓器

自律訓練法
自己暗示によって段階的に全身の緊張を解きほぐし，中枢神経や脳の機能を調整して心身を本来の健康な状態に整えることを目的とした治療法。疲労回復やストレス解消などの効果が期待できる。

認知行動療法
うつ病などの精神疾患に対する有効性が立証されている心理療法。精神疾患が原因で物の見方がゆがんでしまっている（認知のゆがみ）ために，その認知のゆがみを自ら修正することでよりよい行動をとれるようになる方法。認知のゆがみの例は，物事を白か黒かで捉える，自分の責任ではない範囲のことまで自分の責任と考えるなど。

う蝕
一般には「むし歯」といわれ，歯の硬組織の表面が細菌の産生する酸によって崩壊し実質欠損を形成する代表的な歯の疾患。予防法としては歯磨等の口腔内清掃のほかフッ素塗布も効果がある。

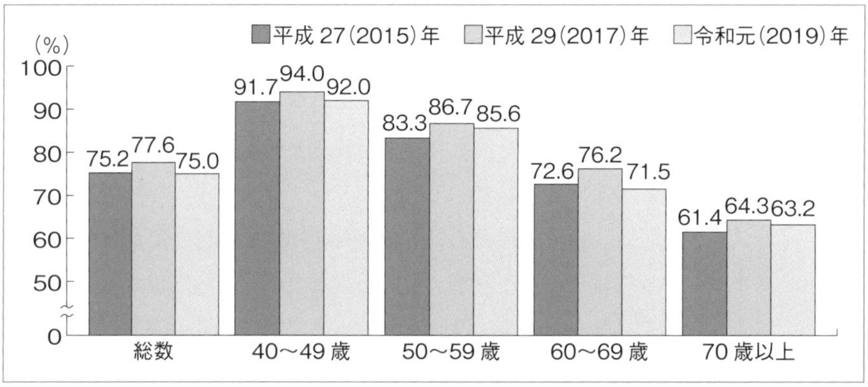

図5-6　「何でもかんで食べることができる」と回答した者の割合の年次比較（40歳以上）

資料）厚生労働省：国民健康・栄養調査

の消化液の分泌を促進し，口腔内の自浄を行う。

○80歳高齢者を対象とした統計分析等から，歯の喪失が少なく，よく噛めている者は，QOLおよび活動能力が高く，運動・視聴覚機能に優れていることが明らかになっている。

○要介護者における調査においても，口腔衛生状態の改善や，咀嚼能力の改善を図ることが，誤嚥性肺炎の減少や，ADLの改善に有効であることが示されている。

b 歯・口腔と全身の健康

う蝕や歯周病が進行すると十分に咀嚼ができなくなる。また，硬い食べ物を避けるようになり，脂質や糖質の豊富な軟らかいものを好むようになるため，ビタミン，ミネラル，食物繊維の摂取不足を招くことが知られている。

また，歯周病による歯肉の炎症はインスリン抵抗性を亢進させ，糖尿病のコントロールを困難にする。そのほかにも心疾患や脳血管疾患，骨粗鬆症など多くの生活習慣病に，歯周病の原因菌がかかわっていることが示唆されている。

c 歯科口腔保健行動

歯科口腔保健行動とは，歯と口腔の健康の保持・増進，歯科疾患の予防と早期発見のためにとる日常の行動である。

適切な歯科口腔保健行動は，毎日の歯磨きと歯間清掃用具による清掃（デンタルフロス），歯茎のセルフチェック，定期的な歯科健診などである。また，小児期における歯科医療機関でのフッ素塗布は，う蝕予防に効果がある。歯科保健行動は幼児期から学童期にかけて定着するため，この時期の働きかけは極めて重要である。

d 歯科口腔保健対策

健康日本21（第三次）（**表5-8**）では，歯・口腔の健康に関して①歯周病を有する者の減少，②よく噛んで食べることができる者の増加，③歯科検診の受診者の

フッ素
フッ素は，歯の再石灰化を促進し，エナメル質を強くすることによって，虫歯を予防する効果がある。諸外国で行われている水道水にフッ素を添加する水道水フロリデーションも虫歯予防に効果があるが，日本では行われていない。

歯周病
歯垢（プラーク）の中の細菌によって歯周組織に炎症が生じる疾患。進行すると歯肉や歯槽骨が破壊され，歯が抜け落ちることになる。予防には歯垢の除去のほか，喫煙も原因とされるため，禁煙も重要な予防策である。

表5-8　健康日本 21（第三次）の喫煙，飲酒，休養，歯・口腔の健康に関する目標

喫　煙

	項　目	現　状[*1]	目　標[*2]
成人の喫煙率の減少	成人の喫煙率の減少（喫煙をやめたい人がやめる）	16.7%	12%
	[*1] 令和元年国民健康・栄養調査 [*2] 令和 14 年度目標		
20 歳未満の者の喫煙をなくす	20 歳未満の者の喫煙をなくす	0.6%	0%
	[*1] 令和 3 年厚生労働科学研究費補助金による研究班の調査 [*2] 令和 14 年度目標		
妊娠中の喫煙をなくす	妊娠中の喫煙をなくす	1.9%	―
	[*1] 令和 3 年度母子保健課調査 [*2] 第 2 次成育医療等基本方針に合わせて設定		

飲　酒

	項　目		現　状[*1]	目　標[*2]
生活習慣病のリスクを高める量を飲酒している者の割合の減少	生活習慣病のリスクを高める量を飲酒している者（1 日当たりの純アルコール摂取量が男性 40g 以上，女性 20g 以上の者）の割合の低減	男性	14.9%	10%
		女性	9.1%	
	[*1] 令和元年国民健康・栄養調査 [*2] 令和 14 年度目標			

【主な酒類の換算の目安】

お酒の種類	ビール（中瓶 1 本 500mL）	清酒（1 合 180mL）	ウイスキー・ブランデー（ダブル 60mL）	焼酎（25 度）（1 合 180mL）	ワイン（1 杯 120mL）
アルコール度数	5%	15%	43%	25%	12%
純アルコール量	20g	22g	20g	36g	12g

	項　目	現　状[*1]	目　標[*2]
20 歳未満の者の飲酒をなくす	20 歳未満の者の飲酒をなくす	2.2%	0%
	[*1] 令和 3 年厚生労働科学研究費による研究班の調査（調査前 30 日間に 1 回でも飲酒した者の割合），中学 1 ～ 3 年・高校 1 ～ 3 年の男女の平均 [*2] 令和 14 年度目標		

休養・睡眠

	項　目	現　状[*1]	目　標[*2]
睡眠で休養がとれている者の増加	睡眠で休養がとれている者の割合	78.3%	80%
	[*1] 平成 30 年国民健康・栄養調査 [*2] 令和 14 年度目標		
睡眠時間が十分に確保できている者の増加	睡眠時間が 6 ～ 9 時間（60 歳以上については、6 ～ 8 時間）の者の割合	54.5%	60%
	[*1] 令和元年国民健康・栄養調査 [*2] 令和 14 年度目標		
週労働時間 60 時間以上の雇用者の減少	週労働時間 60 時間以上の雇用者の割合の減少（15 歳以上）	5.0%	5%
	[*1] 令和 3 年労働力調査 [*2] 令和 2 年目標		

歯・口腔の健康

	項　目	現　状[*1]	目　標[*2]
歯周病を有する者の減少	40 歳以上における歯周炎を有する者の割合の減少	57.2%	40%
	[*1] 平成 28 年歯科疾患実態調査 [*2] 令和 14 年度目標		
よく噛んで食べることができる者の増加	50 歳以上における咀嚼良好者の増加	71.0%	80%
	[*1] 令和元年国民健康・栄養調査 [*2] 令和 14 年度目標		
歯科検診の受診者の増加	過去 1 年間に歯科検診を受診した者の割合の増加（20 歳以上）	52.9%	95%
	[*1] 平成 28 年国民健康・栄養調査 [*2] 令和 14 年度目標		

資料）厚生労働省：健康日本 21（第三次）推進のための説明資料

増加の 3 つの具体的な目標があげられている。

　従来は，う蝕予防に重点が置かれていたが，近年は歯周疾患にも重点を置き，各ライフステージに応じて歯科保健対策が実施されている。

1　歯科衛生思想の普及

8020 運動や歯の衛生週間，健康日本 21 など。

● **8020（ハチマル・ニイマル）運動**　　80 歳で 20 本以上の歯を保つことを目標とした運動。8020 運動実践指導者の養成などが行われている。達成した者の割合は，令和 4（2022）年で 51.6％であった（令和 4 年歯科疾患実態調査）。

●**噛ミング 30（カミングサンマル）運動**　　平成 21（2009）年より厚生労働省が提唱している，歯科保健の分野からの食育の推進のため，一口 30 回以上噛むことを目標とした運動。

2　母子歯科保健

3 歳児歯科健康診査，乳幼児・妊産婦に対する口腔診査，保健指導。

3　成人・高齢者歯科保健

健康増進事業による歯の健康教育，健康相談，歯周疾患検診。1 歳 6 か月児の母親などを対象とした成人歯科保健事業，在宅要介護者歯科保健推進事業など。

Check 5 生活習慣（ライフスタイル）の現状と対策

問題 次の記述について〇か×か答えよ

健康に関する概念と健康日本 21

1 NCD（非感染性疾患）とは生活習慣に関連しない非感染性の疾患の総称である。

2 生活習慣病は加齢に伴う疾患を重要視した疾病概念である。

3 閉塞性肺疾患は生活習慣病に含まれない。

4 健康日本 21（第三次）は 2024 年から 2035 年を期間とする第 5 次国民健康づくり対策である。

5 健康日本 21（第三次）では「平均寿命の延伸と健康格差の縮小」が基本方針としてあげられている。

身体活動

6 メッツとは身体活動の強さを安静時の何倍に相当するかを表す単位である。

7 「健康づくりのための身体活動・運動ガイド 2023」は最大酸素摂取量の基準値が示されている。

8 持久性トレーニングによって HDL コレステロール値が上昇する。

9 運動とは身体活動と生活活動に分けられる

10 がんやロコモティブシンドロームは身体活動の増加でリスクを低減できる。

喫煙

11 受動喫煙防止対策として，健康増進法に施設管理者に対する罰則規定が定められている。

12 たばこ煙中のタールは依存症の原因となる。

13 医療機関で保険による禁煙治療を受けるのに，喫煙本数や年数は関係ない。

14 たばこ規制に関する世界保健機関枠組条約には，健康警告表示の強化が含まれている。

15 禁煙指導の方法として低ニコチンたばこの活用がある。

飲酒

16 アルコール依存症の治療ではアルコール摂取量を段階的に減らす。

17 飲酒習慣のある女性の割合は，増加傾向にある。

18 長期の飲酒には血圧を下げる効果がある。

19 プリン体の少ないアルコール飲料でも，血清尿酸値を上昇させる。

睡眠・休養

20 適正な睡眠時間は 8 時間である。

21 入眠困難な時には適度なアルコール摂取が効果的である。

22 レム睡眠とは脳が休んでいる状態である。

23 1 日の平均睡眠時間で最も多いのは男女とも 6 時間以上 7 時間未満である。

24 健康日本 21（第三次）には睡眠に関する項目はない。

歯科保健

25 健康日本 21（第三次）では、歯周病を有する者の減少など 3 つの目標があげられている。

26 健康日本 21（第三次）の「50 歳以上における咀嚼良好者の割合」の目標値は 50％である。

27 フッ素塗布はう蝕の防止に効果がある。

28 要介護者への咀嚼能力の改善は ADL の改善に効果がある。

29 喫煙により歯周病のリスクが高まる。

1 × 生活習慣病と同じ概念である。
2 × 加齢に伴う疾患を重要視した疾病概念は成人病である。
3 × 含まれる。
4 ○
5 × 平均寿命ではなく健康寿命である。

6 ○
7 × 最大酸素摂取量の基準値は示されていない。
8 ○
9 × 身体活動の中に運動と生活活動が含まれる。
10 ○

11 ○
12 × 依存症の原因はニコチンである。
13 × 適用条件の一つに，「ブリンクマン指数（１日の喫煙本数×喫煙年数）が 200 以上」がある。
14 ○
15 × 禁煙補助薬（ニコチンガム，ニコチンパッチ）が活用されている。

16 × アルコール依存症の治療は断酒が基本である。
17 × 横ばいである。
18 × 血圧が高くなる。
19 ○

20 × ７時間から８時間が望ましいとされているが，個人差があり一律に設定されていない。
21 × 睡眠の質を低下させ，飲酒の常習化など，健康への悪影響が大きいので奨励されない。
22 × レム睡眠は脳が活動している状態で，夢をみていることが多い。脳が休んでいるのはノンレム睡眠である。
23 ○
24 × 「睡眠で休養がとれている者の増加」が設定されている。

25 ○
26 × 80％である。
27 ○
28 ○
29 ○

6. 主要疾患の疫学と予防対策

Ⓐ がん

ⓐ 主要部位のがん

　がんは，昭和 56（1981）年に脳卒中を抜いて死亡原因の第 1 位となり，現在に至っている。令和 4（2022）年の死亡数は約 38 万 5,797 人で，全死亡の 24.6％を占めている。高齢化に伴い死亡数，粗死亡率は増加している。年齢調整死亡率は男女ともに減少傾向にある。

1 年齢調整死亡率の現状

◀36-9
35-9
34-3

　がんの部位別年齢調整死亡率をみると，**図 6-1** の通りである。

●**全体の傾向**　　令和 4（2022）年，男性では①気管，気管支および肺がん，②大腸がん，③胃がんの順に多い。女性では①大腸がん，②気管，気管支および肺がん，③膵がんの順に多い。近年，胃がん，肝および肝内胆管のがんは減少傾向，肺がんは微減傾向，大腸がんはほぼ横ばいとなっている。

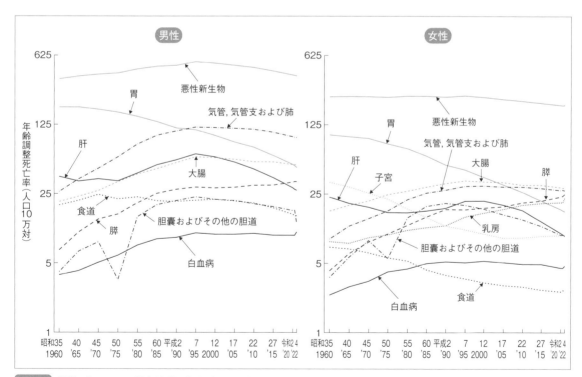

図6-1　部位別にみた悪性新生物〈腫瘍〉の年齢調整死亡率（人口 10 万対）の推移

注 1）　大腸は，結腸と直腸 S 状結腸移行部および直腸とを示す。ただし，昭和 42 年までは直腸肛門部を含む。
　　2）　肝は，肝と肝内胆管を示す。
　　3）　平成 6 年以前の子宮の悪性新生物は，胎盤を含む。
　　4）　年齢調整死亡率の基準人口は「平成 27 年モデル人口」である。
資料）　厚生労働省：人口動態統計

●**胃がん**　昭和 40 年代から大きく低下。食生活をはじめとする生活様式の変化，医療技術の進歩による早期胃がんの発見・治療が要因としてあげられる。悪性新生物死亡全体に占める割合も低下傾向。

●**大腸がん**　昭和 30 年代から上昇したが，近年はほぼ横ばい。

●**気管，気管支及び肺がん**　昭和 30（1955）年と比較すると大きく上昇しているが，近年は微減傾向。

●**乳がん**　昭和 40 年代から上昇。欧米型食生活との関連性を指摘する研究もある。

●**子宮がん**　昭和 30 年と比較すると約 1/5 に減少している。衛生環境の改善による子宮頸がんの減少や早期発見・早期治療などが要因としてあげられる。

●**膵臓がん**　近年，男女とも微増傾向である。

●**食道がん**　性別により傾向が異なる。男性は平成 10 年ころからゆるやかな減少傾向，女性では近年は横ばい。

2　罹患数の現状

　診断技術や治療技術の開発・向上による早期発見・早期治療などによって，がんに罹患しても死亡しない例が増えてきている。死亡だけでなく，罹患状況を知ることもがんの実態を知るために必要である。

　部位別がん罹患数（2017 年）は，男性では前立腺がんが最も多く，胃がん，大腸がんと続く。女性では，乳がんが最も多く，大腸がん，肺がんの順となっている（国立研究開発法人国立がん研究センターがん対策情報センター）。

3　国際比較

　部位別の悪性新生物死亡率の国際比較を**表 6-1** に示した。日本では，欧米に比べて胃がんが多い。欧米では，肺がん，乳がんが多い。

表6-1　部位別にみた悪性新生物〈腫瘍〉の年齢調整死亡率（人口 10 万対）の国際比較

	悪性新生物〈腫瘍〉	胃	肺[*1]	乳房[*2]
日　本（'20）	90.1	9.9	17.0	9.6
カナダ（'19）	103.9	2.6	25.3	13.8
アメリカ合衆国（'16）	106.2	2.1	26.2	14.5
フランス（'16）	115.9	3.2	25.6	17.1
ドイツ（'19）	111.2	4.2	23.2	17.2
イタリア（'17）	108.4	5.7	22.3	16.4
オランダ（'18）	118.0	2.9	28.0	16.6
スウェーデン（'18）	96.4	2.6	15.8	12.3
イギリス（'16）	122.8	3.3	26.6	17.3
オーストラリア（'18）	101.4	2.5	19.1	13.5
ニュージーランド（'16）	116.2	4.0	22.1	17.3

注）[*1] 気管，気管支と肺を示す。
　　[*2] 女性のみである
　　年齢調整死亡率の基準人口は世界標準人口による。日本も同様である。
　　カナダ，アメリカ合衆国，フランスの人口は「Demographic Yearbook」の該当年データ。
資料）厚生労働省：人口動態統計, WHO：Health statistics and health information systems「Mortality Database」

４　予防対策 ◀¹

◀1 35-9

●**一次予防**　がんの発症要因を取り除き，がんが発症しないようにする。がんの危険因子のうち，特に寄与度の高いものに喫煙と食生活，感染症などがある。生活習慣などと関連が比較的明らかになっているものを**表6-2**にまとめた。

・喫煙：さまざまながんの原因の中でも，予防可能な単一の要因としては最大と考えられている。欧米の研究では，がん全体の30％，特に肺がんの90％近くは喫煙が原因と考えられている。上部消化管，上気道，気管支がんなど多部位のがんの原因である。

・禁煙対策：禁煙指導，禁煙支援プログラム，分煙対策。

・その他：細菌やウイルスと関連のあるがん（ヘリコバクター・ピロリ菌-胃がん，B型およびC型肝炎ウイルス，アフラトキシン-肝がん，**ヒトパピローマウイルス**-子宮頸がんなど）については，その感染予防が重要である。

●**二次予防**　早期発見・早期治療を目的にがん検診が行われている。近年，がん検診の効果を科学的な方法で評価し，公共政策として実施するか否かを決定することが，国際的な標準になってきている。日本でも効果判定が行われ，信頼性の高い研究方法により，がんによる死亡率が減少すると判定された方法が示されている（**表6-3**）。

> ヒトパピローマウイルス
> 性交渉により感染するウイルス。ほとんどが免疫力で排除されるが，感染が持続すると子宮頸がんが発生すると考えられている。

ｂ　がん対策；がん対策基本法，がん対策推進基本計画，がん登録，がんと就労 ◀²

◀2 36-9

●**がん対策基本法**　「がん対策基本法」は，がん対策を総合的かつ計画的に推進することを目的として，平成18（2006）年に策定された。基本理念は①がん克服を目指した研究の推進，技術の向上，成果の普及・活用・発展，②国民が等しく科学的知見に基づく適切な医療を受けられること，③医療を提供する体制の整備，④がん患者を取りまく社会環境の整備などが示されている。

●**がん対策推進基本計画**　がん対策を総合的計画的に推進することを目的とし

表6-2　がんのリスクを確実に上げる要因と部位の関係

リスク要因	部　位
喫煙	全部位，肺，肝，胃，食道，膵，子宮頸部，頭頸部，膀胱
受動喫煙	肺
飲酒	全部位，肝，大腸，食道
肥満	乳房（閉経後）
感染症	肝（HBV，HCV），胃（H.ピロリ菌），子宮頸部（HPV16，18）

資料）国立研究開発法人国立がん研究センター社会と健康研究センター

表6-3　市町村のがん検診の内容

種　類	検査項目	対象者	受診間隔
胃がん検診	問診に加え胃部エックス線検査または胃内視鏡検査	50歳以上	2年に1回
大腸がん検診	問診および便潜血検査	40歳以上	年1回
肺がん検診	質問（問診），胸部エックス線検査および喀痰細胞診	40歳以上	年1回
乳がん検診	問診，視診，触診および乳房エックス線検査（マンモグラフィ）	40歳以上	2年に1回
子宮頸がん検診	問診，視診，子宮頸部の細胞診および内診	20歳以上	2年に1回

資料）厚生労働省：がん予防重点健康教育及びがん検診実施のための指針（平成20年3月31日付健発第0331058号厚生労働省健康局長通知別添　令和3年10月1日一部改正）

がん対策推進基本計画
少なくとも6年ごとに検討され，必要がある場合は変更される。

て，がん対策推進基本計画を策定することが義務付けられている。

2023年度から2028年度までの6年間を対象に策定されたがん対策推進基本計画（第4期）では，全体目標を「誰一人取り残さないがん対策を推進し，全ての国民とがんの克服を目指す」とし，①科学的根拠に基づくがん予防・がん検診の充実，②患者本位で持続可能ながん医療の提供，③がんとともに尊厳を持って安心して暮せる社会の構築を掲げている。分野別施策では①がん予防，②がん医療，③がんとの共生を3つの柱とし，これらを支えるために整備すべき基盤を示した。

なお，都道府県においては，都道府県がん対策推進計画の策定が掲げられている。

●**がん登録**　がん登録等の推進に関する法律が施行され，全国がん登録が実施されている。病院に罹患情報の届け出が義務化され，正確な罹患情報，生存率の情報が入手可能となった。がん登録については，全国，院内，地域の3登録がある。「院内がん登録」は，病院で診断・治療されたすべての患者のがんについての情報を病院全体で収集し，各病院のがん診療がどのように行われているかを明らかにする。「地域がん登録」は，自治体を主体に運営されている。

●**がんと就労**　第4期がん対策推進基本計画の分野別施策の「がんとの共生」には，がん患者等の就労を含めた社会的な問題が掲げられている。就労に関するニーズや課題を明らかにした上で，職場における理解の促進，相談支援体制の充実を通じて，がんになっても安心して働き暮らせる社会の構築を目指すとしている。

◀36-9　**c　がん検診**◀ ....

がん検診は，集団全体の死亡率を下げることを目的とした対策型検診（住民検診や職域検診）と，個人が死亡のリスクを下げるために受診する任意型検診に大別される。なお，市町村が実施するがん検診は，健康増進法に基づく健康増進事業である（努力義務）（p.87，**表6-3**参照）。

がん対策推進基本計画（第4期）では，がん検診受診率60％，精密検査受診率90％の達成を個別目標としている。

Ｂ　循環器疾患

循環器疾患である心疾患，脳血管疾患（脳卒中）は，がんに次いで死亡順位の2位，4位を占めている。健康日本21（第三次）では循環器疾患の危険因子として，高血圧，脂質異常症，動脈硬化，喫煙，糖尿病を挙げている。

ａ　高血圧

高血圧は，放置すると動脈硬化，虚血性心疾患（狭心症や心筋梗塞），脳血管疾患などの原因となる。高血圧症の年齢階級別受療率は40代後半から急激に増加する。

1　現状

日本人には高血圧者が多くみられ，約700万人もの人が治療を受けている。

・令和元（2019）年の国民健康・栄養調査による高血圧症有病者の割合：男性56.1%，女性41.7%

・65歳以上の高齢者：医科診療医療費の24.2%が高血圧とその結果である病気（虚血性心疾患・脳血管疾患等）になっている（令和2年度国民医療費の概況）。

高血圧症有病者
収縮期血圧140mmHg以上または拡張期血圧90mmHg以上，もしくは血圧を下げる薬を服用している者。

② 対策

○健康日本21における試算によれば，国民の血圧が平均2mmHg下がれば，脳卒中による死亡者は約1万人減り，新たに日常生活活動が低下する人の発生も3,500人減ることが見込まれている。また，循環器疾患全体では2万人の死亡を防げるとされている。

○日本高血圧学会「高血圧治療ガイドライン2019」では，治療における生活習慣の修正項目を示している（表6-4）。

○高血圧予防のための正しい知識の普及・教育が重要である。

b 脳血管疾患 ◀36-10

脳血管疾患（脳卒中）は，大きく脳内出血，くも膜下出血，脳梗塞に分けられる。

① 現状

かつては，死亡原因の1位を占めていたが，昭和40年代後半から死亡率が低下，昭和56（1981）年から2位，昭和60（1985）年から3位となっている。死亡診断書の記入方法の変更の影響もあり，平成7, 8（1995, 1996）年は2位となったが，平成9（1997）年以降は再び3位となり，平成23（2011）～28（2016）年4位，平成29（2017）年3位，平成30（2018）～令和3（2021）年4位となっている。近年，脳内出血の死亡率は減少し，脳梗塞の死亡率が上回っている。要因には，食塩摂取量の減少，高血圧治療の普及，治療技術の向上などがあげられる。

② 対策

脳卒中は，死亡を免れても後遺症として障害が生じたり，療養時の長期の臥床などが要介護の原因になる（介護が必要となった原因の19.0%：令和4年国民生活基礎調査）。そのため，一次予防とともに，発症後のリハビリテーションの充実など，

表6-4 高血圧治療における生活習慣の修正項目

①食塩制限：6g/日未満
②野菜・果物の積極的摂取*，飽和脂肪酸，コレステロールの摂取を控える，多価不飽和脂肪酸，低脂肪乳の積極的摂取
③適正体重の維持：BMI〔体重（kg）÷身長（m）^{2}〕25未満
④運動療法：軽強度の有酸素運動（動的および静的筋肉負荷運動）を毎日30分，または180分/週以上行う
⑤節酒：エタノールとして男性20～30mL/日以下，女性10～20mL/日以下に制限する
⑥禁煙
生活習慣の複合的な修正はより効果的である

注）*カリウム制限が必要な腎障害患者では，野菜・果物の積極的摂取は推奨しない。肥満や糖尿病患者などエネルギー制限が必要な患者における果物の摂取は80kcal/日程度にとどめる。
資料）日本高血圧学会：高血圧治療ガイドライン2019

総合的な対策が必要とされている。

● **脳卒中の一次予防**　次の危険因子の回避があげられる。①生活習慣（大量飲酒，喫煙，運動不足，肥満），②症状・病気〔高血圧，脂質異常症，糖尿病，心臓病（心房細動）〕。

c　心疾患

心疾患には，虚血性心疾患（狭心症，心筋梗塞），慢性リウマチ性心疾患，心不全などが含まれる。全心疾患の死亡数全体の約4割を心不全が占める（**図6-2**）。

① 現状

・年齢調整死亡率：心疾患全体は低下傾向を示している。虚血性心疾患は平成7（1995）年以降ほぼ横ばいであったが近年は減少傾向，心不全は上昇傾向であったが近年はほぼ横ばいである。

② 対策

危険因子の回避を目指した一次予防とともに，発症後医療機関に到着するまでの対応が予後を大きく左右することから，搬送や搬送前の蘇生などについての対策も重要となっている。

● **心疾患の一次予防**　4大危険因子（高血圧，脂質異常症，喫煙，高血糖），ストレス，肥満の回避が一次予防に上げられる。**タイプA行動パターン**は，性格と虚血性心疾患の関係に着目し定義された性格別行動パターンである。

C　代謝疾患

◀37-10　**a** 肥満，メタボリックシンドローム

① 肥満

肥満は，**表6-5**にあげた健康障害と関連することが明らかとなっており，その

タイプA行動パターン　タイプAとは，虚血性心疾患を起こしやすい行動パターンをもつグループのこと。向上心や競争心が強く攻撃的で，せっかちを特徴とする性格をもつ。他人と競争するばかりでなく，向上心の強さから常に自分自身とも戦うことになる。そのストレスにより心血管系の病気になりやすいとされる。

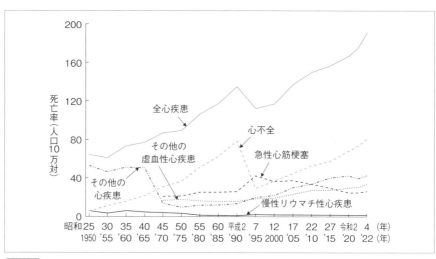

図6-2　心疾患の死亡率（人口10万対）の推移
資料）厚生労働省：人口動態統計

予防対策が重要である。

●**現状**

・肥満者（BMI ≧ 25）の割合（**図6-3**）：令和元年国民健康・栄養調査によると，男性は 20 歳以上の約 30％が肥満，女性の肥満者の割合は約 20％。この 10 年間で女性は有意な増減はみられないが，男性は平成 25 ～令和元年の間に有意に増加している。

・上半身肥満が疑われる者の割合：メタボリックシンドローム（内臓脂肪症候群）の診断基準の一つである上半身肥満が疑われる者の割合は，男性の 30 代で約 30％，40 代以上では 30％以上，女性の 40 代で 9％，50 代で 13％であった（令和元年国民健康・栄養調査）。

●**対策**　食生活や運動など生活習慣の改善，体格への正しい知識の普及が重要である。また，肥満対策は青年期，さらには小児期から対応する必要性がいわれている。

[2] **メタボリックシンドローム**（令和元年国民健康・栄養調査）

メタボリックシンドロームが強く疑われる者の割合は，男性 28.2％，女性 10.3％，予備群と考えられる者の割合は，男性 23.8％，女性 7.2％と，いずれも男性で高くなっていた（判定基準は**表6-6**参照）。

40 ～ 74 歳でみると，強く疑われる者の割合は，男性 29.8％，女性 9.5％，予備群と考えられる者の割合は，男性 23.8％，女性 7.2％であり，40 ～ 74 歳の男性の 2 人に 1 人，女性の 6 人に 1 人が，メタボリックシンドロームが強く疑われる者または予備群と考えられる者であった（**図6-4**）。

メタボリックシンドロームの診断基準の一つである腹囲が男性 85cm，女性 90cm 以上の者は，未満の者に比べ，いずれの年齢階級においても，メタボリック

BMI (Body Mass Index) 国際的に用いられている体格指数。体重(kg)/身長(m)² で算出される値。日本肥満学会の定めた基準では，「低体重（やせ）」18.5 未満，「普通体重」18.5 以上～25 未満，「肥満」25 以上，「高度肥満」を 35 以上と定義している。また，25 以上 30 未満を肥満 1 度とし，BMI が 5 上がるごとに 2 度，3 度，4 度と定義している。なお，WHO の基準では，「肥満(Obese)」を 25 以上としている。

表6-5 肥満に関連する主な健康障害

①糖尿病	④冠動脈性心疾患	⑦睡眠時無呼吸症候群
②高血圧	⑤脳梗塞	⑧腰痛や関節痛
③高尿酸血症・痛風	⑥脂肪肝	⑨月経異常　など

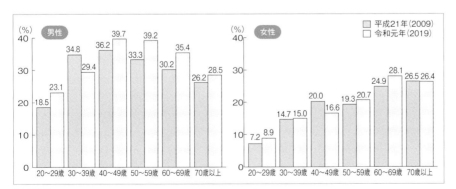

図6-3 肥満者（BMI ≧ 25）の割合（20 歳以上）
資料）厚生労働省：国民健康・栄養調査

"メタボリックシンドローム（内臓脂肪症候群）の疑い"の判定

　国民健康・栄養調査の血液検査では，空腹時採血が困難であるため，「メタボリックシンドロームの診断基準」（日本動脈硬化学会，日本糖尿病学会，日本高血圧学会，日本肥満学会，日本循環器学会，日本腎臓学会，日本血栓止血学会，日本内科学会，2005年4月）において該当項目である空腹時血糖値（血糖の基準）および中性脂肪値（血中脂質の基準）により判定はしない。したがって，国民健康・栄養調査での判定は以下の通りとした。

●メタボリックシンドローム（内臓脂肪症候群）が強く疑われる者
　腹囲が男性85cm，女性90cm以上で，3つの項目（血中脂質，血圧，血糖）のうち2つ以上の項目に該当する（下記の基準を満たしている場合，かつ/または「服薬」がある場合）者
●メタボリックシンドローム（内臓脂肪症候群）の予備群と考えられる者
　腹囲が男性85cm，女性90cm以上で，3つの項目（血中脂質，血圧，血糖）のうち1つに該当する者
●腹囲（ウエスト周囲長）　男性：85cm以上，女性：90cm以上

項　目	血中脂質	血　圧	血　糖
基　準	●HDLコレステロール値 40mg/dL未満	●収縮期血圧値130mmHg以上 ●拡張期血圧値　85mmHg以上	●ヘモグロビンA1c（NGSP）値6.0%以上
服　薬	●コレステロールを下げる薬服用 ●中性脂肪（トリグリセライド）を下げる薬服用	●血圧を下げる薬服用	●血糖を下げる薬服用 ●インスリン注射使用

参考）厚生労働科学研究健康科学総合研究事業：地域保健における健康診査の効率的なプロトコールに関する研究〜健康対策指標検討研究班中間報告（平成17年8月）
　　　厚生労働省健康局がん対策・健康増進課/厚生労働省保険局総務課「平成25年度以降に実施される特定健康診査・特定保健指導における特定保健指導レベル判定値，受診勧奨判定値及びメタボリックシンドローム判定値等の取扱いについて」平成24年11月13日
資料）厚生労働省：平成26年国民健康・栄養調査

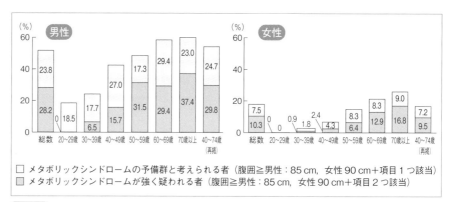

メタボリックシンドローム（内臓脂肪症候群）の状況（20歳以上）
資料）厚生労働省：令和元年国民健康・栄養調査

シンドロームの疑いの判定項目である血中脂質，血圧，血糖のいずれかのリスクを2つ以上有する割合が高かった。
　また，血中脂質，血圧，血糖のいずれかのリスクを2つ以上有する割合は，男女とも加齢に従って増加していた。

◀34-7 **b 糖尿病**◀ ⋯⋯⋯⋯⋯⋯⋯⋯⋯⋯⋯⋯⋯⋯⋯⋯⋯⋯⋯⋯⋯⋯⋯⋯⋯⋯⋯

　糖尿病は，脳卒中や心疾患などの危険因子である。さらに，初期では自覚症状がないことが多いため，症状が進行した状態で発見されることが多く，糖尿病に関連した合併症が大きな問題となっている。

1　糖尿病患者数推計

　糖尿病が強く疑われる者は約1000万人，糖尿病の可能性が否定できない者を合わせると約2000万人（平成28年国民健康・栄養調査），糖尿病が強く疑われる者の割合は，男女ともに70歳以上が最も高い（令和元年国民健康・栄養調査）。

- ・治療状況：**図6-5**のようになっており，糖尿病合併症の観点からも治療の継続が重要であると考えられる。

2　合併症の状況

　令和3（2021）年に糖尿病性腎症が原因で透析導入した患者数は1万5,271人。透析導入の原因疾患として糖尿病性腎症は1位（40.2％）であった（日本透析医学会調査報告）。また，令和3（2021）年には，糖尿病を主原因として1,302人が視覚障害と新規に認定されている（福祉行政報告例）。

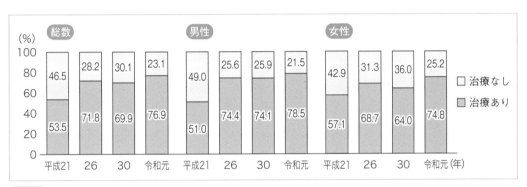

図6-5 「糖尿病が強く疑われる者」における治療の状況の年次推移（20歳以上，総数・男女別）

注1）「治療あり」とは，平成21年は「現在受けている」と回答した者，平成26年，30年および令和元年は「糖尿病治療の有無」に「有」と回答した者。

注2）「治療なし」とは，平成21年は「ほとんど治療を受けたことがない」，「以前に受けたことがあるが，現在は受けていない」と回答した者，または「医師から糖尿病といわれたことがない」と回答した者，平成26年，30年および令和元年は「糖尿病治療の有無」に「無」と回答した者，または「糖尿病といわれたことの有無」に「無」と回答した者。

資料）厚生労働省：国民健康・栄養調査

○ Column ｜ 20代女性や高齢女性のやせ ◀

　健康日本21（第二次）では，適正体重を維持している者の増加として20代女性のやせの者の割合の目標値を20％としている。国民健康・栄養調査結果では，わずかに減少傾向ののち横ばいを続けている（**図**）。

　高齢者の健康では，低栄養傾向（BMI 20以下）の高齢者の割合の増加の抑制として目標値を22％としている。65歳以上女性の低栄養傾向は，近年2割前後で推移している（**図**）。高齢者の低栄養（体重減少）はフレイル（虚弱）の危険因子の一つに数えられる。

 36-11

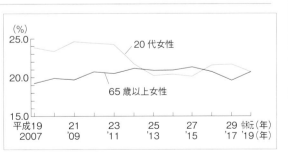

図 20代女性のやせ（BMI18.5未満）および65歳以上女性の低栄養傾向（BMI 20以下）の推移

注）移動平均により平滑した結果から作成

資料）厚生労働省：国民健康・栄養調査

③ 対策

　日本の糖尿病の大部分を占めるのは，運動や食事などの生活習慣が発症に大きく関連している2型糖尿病である。生活習慣の改善に加えて，糖尿病への正しい理解，受診・治療行動の啓発も大切である。

C 脂質異常症

　脂質異常症は，放置すると動脈硬化や心筋梗塞・脳梗塞の原因となる。平成19（2007）年に出された『動脈硬化性疾患予防ガイドライン2007年版』で，呼称が高脂血症から脂質異常症に変わった。高血圧と同様，それ自体ではほとんど自覚症状がなく，健康診査などではじめて治療に結びつくことが多い。脂質異常症の診断基準を表6-7に示した。

① 現状

・年齢階級別外来受療率（図6-6）：50代から急激に上昇している（令和2年患者調査）。

○総コレステロール値が240mg/dL以上の者（服薬者含む）の割合は，男性12.9％，女性22.4％で女性に多い（令和元年国民健康・栄養調査）。

② 対策

　上記のデータから，若年期からの生活習慣の影響が壮年期に脂質異常症として現れているとみることができる。食生活と運動，ストレスの回避などの指導とともに，健康診査の徹底も重要である。

表6-7 脂質異常症診断基準

LDLコレステロール	140mg/dL以上	高LDLコレステロール血症
	120～139mg/dL	境界域高LDLコレステロール血症[**]
HDLコレステロール	40mg/dL未満	低HDLコレステロール血症
トリグリセライド	150mg/dL以上（空腹時採血[*]） 175mg/dL以上（随時採血[*]）	高トリグリセライド血症
non-HDLコレステロール	170mg/dL以上	高non-HDLコレステロール血症
	150～169mg/dL	境界域高non-HDLコレステロール血症[**]

[*] 基本的に10時間以上の絶食を「空腹時」とする。ただし，水やお茶などカロリーのない水分の摂取は可とする。空腹時であることが確認できない場合を「随時」とする。
[**] スクリーニングで境界域高LDL-C血症，境界域型non-HDL-C血症を示した場合は，高リスク病態がないか検討し，治療の必要性を考慮する。
注）LDL-CはFriedewald式（TC－HDL-C－TG/5）で計算する（ただし空腹時採血のみ）。または直接法で求める。
　TGが400mg/dL以上や随時採血の場合はnon-HDL-C（＝TC－HDL-C）かLDL-C直接法を使用する。ただしスクリーニングでnon-HDL-Cを用いる時は，高TG血症を伴わない場合はLDL-Cとの差が＋30mg/dLより小さくなる可能性を念頭においてリスクを評価する。
　TGの基準値は空腹時採血と随時採血により異なる。
　HDL-Cは単独では薬物介入の対象とはならない。
資料）日本動脈硬化学会：動脈硬化性疾患予防ガイドライン2022年版, p.22

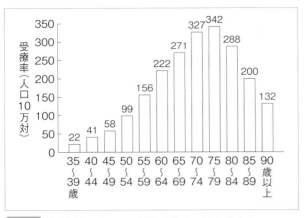

図6-6 年齢階級別にみた脂質異常症の外来受療率

資料）厚生労働省：令和2年患者調査

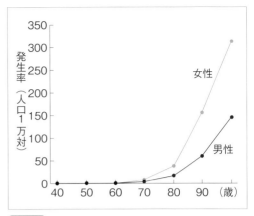

図6-7 大腿骨頸部骨折発生率（2007年）

資料）折茂 肇：骨粗鬆症性骨折の実態調査および全国的
診療データベース構築の研究（2009）より作図

D 骨・関節疾患

ⓐ 骨粗鬆症，骨折

1 骨粗鬆症

骨量の減少，骨の微細構造の劣化を特徴とする全身性の骨の病気。骨の脆弱性が増し，骨折の危険性が増加する。主な要因は，遺伝的要因，カルシウム摂取不足，運動不足，やせ，閉経，老化である。

●**現状**　骨粗鬆症は初期においてはほとんど無症状であり，発生率の把握は難しい。日本骨粗鬆症学会ガイドラインでは，40歳以上の骨粗鬆症推計患者数は約1300万人といわれている。高齢化の進展に伴って，骨粗鬆症は増加傾向にある。

●**予防**　骨粗鬆症は骨折の要因となる。特に高齢者においては寝たきりの要因で，日常生活動作やQOLへの影響が大きいことから，予防が大切である。

○適切な食生活（カルシウム，ビタミンDの摂取），運動，日光浴（ビタミンD
の生成のため）。この3つを実行することで，成長期において最大骨量が上昇し，
閉経期の骨量減少を抑制することができる。

・二次予防：健康増進法に基づく健康診査では，骨粗鬆症検診が行われている。

2 骨折

骨粗鬆症が要因となって起こりやすい骨折には，脊椎椎体圧迫骨折，大腿骨頸部骨折がある。

●**脊椎椎体圧迫骨折**　外部からの衝撃（転倒など）がなくても発生し，無症状のことが多いので，発生率は明確ではないが，女性の60代で約1割，70代で約2割と推定されている。

●**大腿骨頸部骨折**　転倒や小転落が主な原因となって起こる。折茂らの研究によると，この骨折の発生率は**図6-7**のように70歳以降で加齢とともに指数関数

的に増加している。年次推移をみると，大腿骨頸部骨折者は平成 24（2012）年で約 17.6 万人で，25 年間で 3.3 倍に増加していた。

●**予防**　骨粗鬆症の予防とともに，筋力の向上，手すりの設置などによる転倒予防が必要である。

◀1 36-11

b 変形性関節症 ◀1

骨や関節が壊れたり変形したりして生じる疾患。痛みや関節の動きにくさから日常の動作や歩行などが制限されるばかりでなく，運動障害が生じる。男性よりも女性に多く見られ，高齢になる程罹患率が高くなるため高齢者の QOL を考える上で重要な疾患である。

令和 2 年患者調査の「関節症」外来受療率は，155（人口 10 万対）である。関節疾患は要支援者の介護が必要となった原因の 18.9％を占め，最も多い（2019 年国民生活基礎調査）。

c ロコモティブシンドローム ◀1

ロコモティブシンドロームとは，日本整形外科学会が提唱した概念である。骨，筋肉，関節，神経など運動器の障害が原因で自立度が低下したために日常生活に制限を来し，介護・介助が必要となる危険性の高い状態と定義される。予備群も含め 4700 万人がいると推定される。

●**予防**　ロコモティブシンドロームを予防・改善するための運動は，足腰の筋力の強化，バランス力の強化，膝・腰に負荷が過剰にかからないことが基本となる。具体的には，開眼片足立ちやスクワットが勧められる。アクティブガイド（健康づくりのための身体活動指針）ではプラス・テンによりロコモティブシンドロームなどのリスクを下げることができるとしている。

特定感染症予防指針
総合的な予防のための施策推進を図るために作成。後天性免疫不全症候群，インフルエンザ性感染症，麻疹，結核，風しん，蚊媒介感染症が対象。

E　感染症

感染症は，①感染源（病因因子）（**図 6-8**），②感染経路（環境因子），③感受性（宿主因子）がすべてそろった場合に発生するため，対策をとりやすいものから実施する。WHO の統計（2003 年）によれば，世界の死亡原因の 19.5％が感染症と寄生虫症によるものである。特に開発途上国での影響が深刻である。厚生労働省では予防が重要な感染症について，**特定感染症予防指針**を定めている。

◀2 37-11

新興感染症
近年新しく認識された感染症で，局地的または国際的に，ある地域から他の地域へ急速に広がりつつある感染症のこと。エボラ出血熱，ウエストナイル熱など。

a 主要な感染症 ◀2

主な感染症の発生の動向を**表 6-9-1 〜 6-9-5** に示す。1970 年以降，**新興感**

○ Column | **生活習慣病と骨粗鬆症**

糖尿病と慢性腎臓病（CKD）に罹患すると，骨密度は保たれるが骨の脆弱性が高まる。そのため，骨粗鬆症の原因となる。

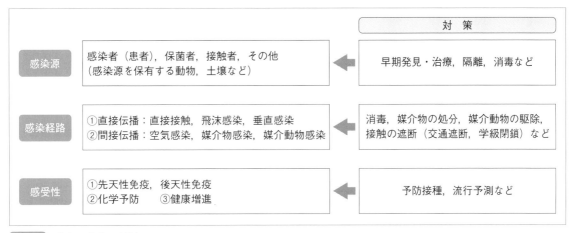

図6-8 感染の成立と対策

染症が出現し，**再興感染症**が再び脅威となっている。

　なお，新感染症・1類感染症は原則入院，新型インフルエンザ等感染症，2型感染症は状況に応じて入院としている。

b 感染症法

　感染症の発生予防，蔓延の防止，迅速な対応，感染症患者への人権の配慮を目的として，「感染症の予防及び感染症の患者に対する医療に関する法律（感染症法）」（平成10年法律第114号）が定められている。5年を目途に改正が検討される。

　感染症法に基づく感染症の種類を**表6-8**に示す。

c 検疫と予防接種，感染症対策◀

◀35-10

1 検疫

　わが国の検疫は，検疫法と国際保健規則（IHR）に基づくものである。検疫所は，検疫感染症が船舶・航空機を介し国内へ侵入することを防ぐことを目的として，全国の主要な海港・空港に設置されている。

● **業務**　　業務は検疫法に基づき行われる。①人の検疫，②ねずみ族や蚊族を調査する港湾衛生業務，③海外感染症情報の収集と提供，④予防接種，病原体の有無に関する調査，船舶の衛生検査といった申請業務，⑤貨物の検疫（一部は食品衛生法に基づく輸入食品監視業務）

● **検疫感染症**　　検疫感染症は，以下の疾患である。エボラ出血熱，クリミア・コンゴ出血熱，痘そう，ペスト，マールブルグ病，ラッサ熱，南米出血熱（以上，感染症法1類感染症），鳥インフルエンザ（H5N1，H7N9），中東呼吸器症候群（MERS），ジカウイルス感染症，デング熱，チクングニア熱，マラリア，新型インフルエンザ等感染症。

2 予防接種

　予防接種法は，伝染のおそれのある疾病の発生および蔓延を予防するために予防

再興感染症
以前から知られていたが，近年再び流行し，問題となってきた感染症のこと。
結核，マラリアなど。

表6-8　感染症法に基づく主な感染症の種類

<table>
<tr><th colspan="2">感染症名等</th><th>性　格</th></tr>
<tr><td rowspan="5">感染症類型</td><td>［1 類感染症］　エボラ出血熱，クリミア・コンゴ出血熱，痘そう，南米出血熱，ペスト，マールブルグ病，ラッサ熱</td><td>感染力，罹患した場合の重篤性等に基づく総合的な観点からみた危険性が極めて高い感染症</td></tr>
<tr><td>［2 類感染症］　急性灰白髄炎，結核，ジフテリア，重症急性呼吸器症候群（病原体がコロナウイルス属 SARS コロナウイルスであるものに限る），中東呼吸器症候群（病原体がベータコロナウイルス属 MERS コロナウイルスであるものに限る），鳥インフルエンザ（H5N1），鳥インフルエンザ（H7N9）</td><td>感染力，罹患した場合の重篤性等に基づく総合的な観点からみた危険性が高い感染症</td></tr>
<tr><td>［3 類感染症］　コレラ，細菌性赤痢，腸管出血性大腸菌感染症，腸チフス，パラチフス</td><td>感染力，罹患した場合の重篤性等に基づく総合的な観点からみた危険性が高くないが，特定の職業への就業によって感染症の集団発生を起こし得る感染症</td></tr>
<tr><td>［4 類感染症］　E 型肝炎，ウエストナイル熱，A 型肝炎，エキノコックス症，エムポックス，黄熱，オウム病，回帰熱，Q 熱，狂犬病，ジカウイルス感染症，重症熱性血小板減少症候群（病原体がフレボウイルス属 SFTS ウイルスであるものに限る），ダニ媒介脳炎，炭疽，チクングニア熱，つつが虫病，デング熱，東部ウマ脳炎，鳥インフルエンザ（H5N1・H7N9 を除く），日本紅斑熱，日本脳炎，ハンタウイルス肺症候群，ブルセラ症，ボツリヌス症，マラリア，ライム病，レジオネラ症，レプトスピラ症　など</td><td>動物，飲食物等の物件を介して人に感染し，国民の健康に影響を与えるおそれのある感染症（人から人への伝染はない）</td></tr>
<tr><td>［5 類感染症］
全数把握対象：アメーバ赤痢，ウイルス性肝炎（E・A 型肝炎を除く），カルバペネム耐性腸内細菌科細菌感染症，急性弛緩性麻痺，クリプトスポリジウム症，クロイツフェルト・ヤコブ病，劇症型溶血性レンサ球菌感染症，後天性免疫不全症候群，ジアルジア症，侵襲性インフルエンザ菌感染症，侵襲性髄膜炎菌感染症，侵襲性肺炎球菌感染症，水痘（入院を要するものに限る），先天性風しん症候群，梅毒，播種性クリプトコックス症，破傷風，百日咳，風しん，麻しん，薬剤耐性アシネトバクター感染症　など
定点把握対象：RS ウイルス感染症，流行性耳下腺炎，インフルエンザ（鳥インフルエンザおよび新型インフルエンザ等感染症を除く），新型コロナウイルス感染症［病原体がベータコロナウイルス属のコロナウイルス（令和 2 年 1 月に中国から世界保健機関に対して，人に伝染する能力を有することが新たに報告されたものに限る）であるものに限る］，性器クラミジア感染症，性器ヘルペスウイルス感染症，尖圭コンジローマ，手足口病，ヘルパンギーナ，マイコプラズマ肺炎，薬剤耐性緑膿菌感染症，淋菌感染症　など</td><td>国が感染症発生動向調査を行い，その結果等に基づいて必要な情報を一般国民や医療関係者に提供・公開していくことによって，発生・拡大を防止すべき感染症</td></tr>
<tr><td rowspan="4">新型インフルエンザ等感染症</td><td>新型インフルエンザ*</td><td>新たに人から人に伝染する能力を有することとなったウイルスを病原体とするインフルエンザ</td></tr>
<tr><td>再興型インフルエンザ*
再興型コロナウイルス感染症*</td><td>かつて，世界的規模で流行し，その後流行せず長期間が経過しているものが再興したもの</td></tr>
<tr><td>新型コロナウイルス感染症*</td><td>新たに人から人に伝染する能力を有することとなったコロナウイルスを病原体とする感染症</td></tr>
<tr><td colspan="2">*一般に国民が当該感染症に対する免疫を獲得していないため，その全国的かつ急速なまん延により国民の生命・健康に重大な影響を与えるおそれがあると認められるもの</td></tr>
<tr><td>指定感染症</td><td>政令で 1 年間に限定して指定された感染症</td><td>既知の感染症の中で上記 1 ～ 3 類，新型インフルエンザ等感染症に分類されない感染症で 1 ～ 3 類に準じた対応の必要が生じた感染症</td></tr>
</table>

| 新感染症 | 当初：都道府県知事が厚生労働大臣の技術的指導・助言を得て個別に応急対応する感染症
要件指定後：政令で症状等の要件指定をした後に1類感染症と同様の扱いをする感染症 | 人から人に伝染すると認められる疾病であって，既知の感染症と症状等が明らかに異なり，その伝染力，罹患した場合の重篤度から判断した危険性が極めて高い感染症 |

注）令和5年12月現在。なお，分類は見直しが行われることがある。

表6-9-1 発生の動向─1類感染症

	発生動向	備考
エボラ出血熱	●流行地域：アフリカ中央地域，西アフリカ ●日本での発生：なし	●自然宿主：不明 ●ヒト→ヒト：血液や体液などの接触感染
クリミア・コンゴ出血熱	●流行地域：アフリカ中央・南部地域，中近東，旧ソ連，東欧，中央アジア地域 ●日本での発生：なし	●媒介動物：ダニ ●宿主：家禽，野生の哺乳類 ●ヒト→ヒト：血液などの接触感染
痘そう（天然痘）	●1980年にWHOが根絶宣言	●ヒト→ヒト：接触および飛沫感染
南米出血熱	●中南米 ●日本での発生：なし	●ウイルス保有ネズミの排泄物，唾液，血液等との接触 ●ヒト→ヒト：血液や体液などの接触感染
ペスト	●流行地域：東南アジア，中央アフリカ，南米 ●日本での発生：昭和4年の2例が最後	●媒体動物：ノミ ●宿主：ネズミ，イヌ・ネコ等 ●ヒト→ヒト：患者から飛沫感染（肺ペスト）
マールブルグ病	●流行地域：アフリカ中東部・南部地域 ●日本での発生：なし	●自然宿主：不明 ●ヒト→ヒト：血液や体液などの接触感染
ラッサ熱	●流行地域：西アフリカ・中央アフリカ地域 ●日本での発生：昭和62年に1例	●自然宿主：ネズミ ●動物の糞・尿との濃厚接触で，ヒトに感染 ●ヒト→ヒト：血液や体液などの接触感染

表6-9-2 発生の動向─2類感染症

	発生動向	備考
急性灰白髄炎	●昭和55年を最後に野生株ウイルスによる麻痺症例の発生なし	●感染者の糞便から接触感染
結核*	p.100，Column参照	
ジフテリア	●平成12年以降令和3年12月まで報告例なし	●感染者からの飛沫感染
重症急性呼吸器症候群（病原体がベータコロナウイルス属SARSコロナウイルスであるものに限る）	●2002年，中国広東省で初例が確認される→香港，ベトナムなどで流行 ●翌年7月にWHOが終息宣言 ●日本での発生：令和3年12月まで報告例なし	●致命率が約10% ●接触感染，飛沫感染と推定されている。
中東呼吸器症候群（病原体がベータコロナウイルス属MERSコロナウイルスであるものに限る）	●2012年，イギリスで中東へ渡航歴のある重症肺炎患者から発見された新種のコロナウイルスによる感染症 ●日本での発生：令和3年12月まで報告例なし	●ヒト→ヒト：接触感染
鳥インフルエンザ（H5N1・H7N9）	●1997年に香港で，2000年にタイ，ベトナムで流行 ●日本での発生：令和3年12月まで報告例なし	●トリ類からのヒトへの伝播 ●鳥インフルエンザ（H5N1）を2類感染症に追加，「新型インフルエンザ等感染症」を独立した類型として追加

注）*1974年に，WHOとUNICEFなどが協働して開始したEPI（予防接種拡大計画）の対象疾病（ほかに，破傷風，百日咳，麻疹）。また，その後，対象疾病は増えている。

表6-9-3 **発生の動向― 3 類感染症**

	発生動向	備　考
コレラ	●流行地域：熱帯，亜熱帯地域 ●世界で 20 ～ 25 万人/年が感染 ●日本での発生：平成 7 年に，インドネシア・バリ島での日本人旅行者に特有の感染例の続発があり，患者数が 306 人にのぼった。最近は 1 けた台の発生で推移	●感染経路は汚染された水 ●流行地域からの来航者，輸入食品への検疫が実施されている
細菌性赤痢	●流行地域：開発途上国 ●日本での発生：第二次大戦後は激減。年間約数百人の患者が報告されている。推定感染地はアジア地域が中心。そこからの輸入例が多い（令和 3 年 7 人）	●経口感染 ●集団感染例が多い
腸管出血性大腸菌感染症	●日本での発生：令和 3 年 3,243 人 ●夏季に流行が認められ，幼少者に多くみられる傾向	●汚染された水・食品からの経口感染および血液や体液などによる接触感染
腸チフス	●日本での発生：第二次大戦後，激減。近年は二桁台（令和 3 年 0 人）	●多くは汚染された食品・水による経口感染
パラチフス	●日本での発生：昭和 57（1982）年以降，減少傾向。近年は二桁台（令和 3 年 0 人）	●多くは汚染された食品・水による経口感染 ●対象はA菌のみ，B・C菌はサルモネラ症となる

接種を行い，公衆衛生の向上および増進に寄与するとともに，予防接種による健康被害の迅速な救済を図ることを目的としている。

●**感染症**　予防接種法による定期の予防接種は市町村長が，臨時の予防接種は都道府県知事が行う，または市町村長に指示をするものである。また，臨時接種対象疾患より病原性が低いものを対象とした新たな臨時接種は，都道府県の協力のもと，市町村が行うものである。定期接種は，社会防衛（集団予防）を目的としたA類疾病と，個人の予防を目的としたB類疾病に類型化される。

○A類疾病：予防接種を受けるよう努めなければならないものである（努力義務）。また，対象者に対し，罹患を予防することの重要性，予防接種の有効性，副反

○ Column | **結核**

1 **現状**
●日本では，令和 3（2021）年に約 16,299 人の新登録患者がおり，先進諸国の中では高い状況にある。
●近年の新たな課題として，多剤耐性結核の発生，住所不定者・外国人の感染，高齢者の再発などがあげられる。

2 **対策**
日本の結核予防は感染症法で，またBCG接種については予防接種法で規定されている。
●**患者の発見と発病予防対策**　定期健康診断，接触者健診（患者が発生した場合），BCGワクチンの予防接種（すべての乳児を対象，原則生後 1 歳未満で接種），抗結核薬の内服
●**患者管理**　結核患者の管理は下記のような流れで行われる。
医師による保健所長への届け出（診断後ただちに）→患者登録（登録票の作成）→保健指導（面接，服薬指導，衛生教育など）→保健所による管理検診（要経過観察者の精密検査）
● DOTS（直接服薬確認）　結核患者には，抗結核薬の服薬が不可欠である。WHO が推進する医療従事者が患者の服薬を毎日確認することにより確実に治療を行う方法。平成 15（2003）年には，地域の実情に応じて弾力的な運用ができるように「日本版 21 世紀型 DOTS 戦略推進体系図」が提示された。

表6-9-4　発生の動向―主な4類感染症

	発生動向など	備　考
ウエストナイル熱	●流行地域：アフリカ，中近東，西アジア，南北アメリカなど ●日本での発生：平成17年に輸入例1件	●感染経路：イエカ属の媒介。日本にも媒介しうるアカイエカなどがいるため，警戒が必要
エキノコックス症	●日本での発生：北海道に偏在してみられる（令和3年35人）	●自然宿主：キタキツネ，イヌ ●平成30年には，北海道に加え愛知県でも常在化を確認
エムポックス	●流行地域：中央アフリカから西アフリカ ●日本での発生：2022年に1例目の患者が確認。2023年には200例以上が確認された	●リスなどの齧歯類，サル，ウサギなどウイルスを保有する動物や，感染した人の皮膚の病変・体液・血液との接触で感染
オウム病	●日本での発生：近年は10件前後（令和3年9人）	●トリからの接触感染および汚染された糞などからの飛沫感染
狂犬病	●日本での発生：戦後激減。昭和32年から報告なし。令和2年に輸入例1件	●感染したイヌなどの咬傷により感染 ●予防接種などの狂犬病対策
ジカウイルス感染症	●流行地域：ミクロネシア連邦，ポリネシア，南アメリカ大陸など ●日本での発生：令和2年1人	●感染経路：蚊によるジカウイルスの媒介 その他，胎内感染の発生が複数認められており，輸血，性行為による感染が疑われる事例が報告されている
チクングニア熱	●流行地域：アフリカ，インド洋島嶼国，東南アジアなどの熱帯・亜熱帯地域 ●日本での発生：令和2年に輸入例3人	●ネッタイシマカ，ヒトスジシマカが媒介 ヒトスジシマカは日本にも棲息するため，警戒が必要
つつが虫病	●極東，東アジア，南太平洋で発生あり ●日本での発生：年間数百名の患者が発生（令和3年544人）	●げっ歯類が保有するアカツツガムシ等によって感染
鳥インフルエンザ （H5N1・H7N9を除く）	●日本での発生：令和3年12月現在ヒトでの発生報告はない	●トリ類からのヒトへの伝播
日本脳炎	●中国南部，東南アジアで発生あり ●日本での発生：昭和40年代前半まで1,000人以上の感染があったが，現在ほとんどみられない（令和3年3人）	●致命率が約25％と高い ●コガタアカイエカが媒介 ●予防接種が行われている ●60歳以上にみられる
マラリア	●熱帯，亜熱帯地域に蔓延。年間約3～5億人が罹患 ●日本での発生：戦後減少傾向にあるが，輸入例が年間数十人ある。国内感染例はない	●ハマダラカのメスによる媒介 ●最近では，抗マラリア薬の耐性原虫が出現

○ Column ｜ 感染症発生動向調査 ◀

●**目的**　　感染症の予防及び感染症の患者に対する医療に関する法律（感染症法）に基づく感染症の発生状況を把握。感染症に対する適切な対策と流行の防止。

●**調査方法など**　　感染症は，感染症法により1～5類感染症，新型インフルエンザ等感染症，指定感染症，新感染症と定義されている。保健所，都道府県，指定都市と厚生労働省はオンラインシステムにより情報交換をしており，感染症に関する情報が厚生労働省に迅速に集積されるようになっている。

・1～4類，新型インフルエンザ等感染症：診断した医師が保健所に届け出→都道府県へ。

・5類感染症：全数把握対象疾患は，診断した医師が患者の個人票を届け出る。

定点把握対象疾患は，指定された医療機関の管理者が患者数を届け出る。

◀34-11

表6-9-5　発生の動向—主な 5 類感染症

	発生動向など	備　考
インフルエンザ（鳥インフルエンザおよび新型インフルエンザ等感染症を除く）	●毎年のように多くの患者発生があり，時に流行が起こる	●伝染力が強く，周期的に大きな抗原変異が起こる
後天性免疫不全症候群（AIDS）	●世界で HIV 推定感染者約 3,840 万人（2021 年末） ●日本での発生：HIV 感染者 23,231 人，エイズ患者 10,306 人（令和 3 年 12 月末現在）	●血液や体液，母乳などを介して感染
C型肝炎	●日本での発生：キャリアは 90 ～ 130 万人と推定	●血液や体液を介して感染 ●健康増進法に基づく健康診査で 40 ～ 70 歳に 5 歳間隔で肝炎ウイルス検診を実施
性器クラミジア感染症	●日本での発生：令和 3 年累積報告数 30,003 人 ●男女ともに増加傾向がみられ，若年者（15 ～ 19 歳）の感染者が増加	●性行為による接触感染
梅毒	●世界中に広く分布している。 ●日本での発生：令和 3 年 7,978 人	●性行為による接触感染
B型肝炎	●世界中に広く分布している。 ●日本での発生：キャリアは 110 ～ 120 万人と推定	●血液や体液を介して感染 ●慢性肝炎から肝硬変，肝がんへと移行する可能性あり
百日せき	●世界的にみられるが，予防接種の普及により減少傾向 ●日本での発生：令和 3 年 707 人	●飛沫感染や直接接触感染 ●平成 30 年 1 月から全数の届け出が義務づけられた
風しん	●日本での発生：令和元年 2,298 人，令和 2 年 101 人，令和 3 年 12 人	●生後 12 か月以上 90 か月未満の男女，中学生男女にワクチン接種が義務付けられている。平成 20 年 1 月から全数報告に変更した
麻しん	●日本での発生：令和 3 年患者報告数 6 人 ● 2 ～ 3 年ごとに小流行がみられる	● 1 歳前に感染のピークがみられる ●感染症法に基づく麻しん患者サーベイランスを，平成 20 年 1 月から全数報告に変更した

Column｜新型コロナウィルス感染症（COVID-19）

令和 2（2020）年初頭から世界で流行し，世界保健機関（WHO）は世界的な大流行（パンデミック）と表明した。感染者数は，2020 年 4 月に 100 万人だったものが，2021 年 4 月には 1 億 5000 万人を超え，2022 年 4 月には 5 億人を超えた。

2020 年 1 ～ 2 月は中国，3 ～ 4 月はアメリカ，ヨーロッパ，ロシアなど，5 月以降はインド，ブラジル，南アフリカなどで増加した。10 月はアメリカやヨーロッパで感染者の再拡大があり，ロックダウン（都市封鎖）などが行われた。

国内では，1 日当たりの新規陽性者の推移は，第 1 波が令和 2 年 4 月上旬の約 700 人，第 2 波が同年 8 月 1,600 人，第 3 波が令和 3 年 1 月上旬の約 8,000 人，第 4 波が同年 5 月 7,000 人，第 5 波が同年 8 月 2 万 6,000 人，第 6 波が令和 4 年 2 月上旬の約 10 万 4,000 人，第 7 波が同年 8 月上旬の約 26 万人，第 8 波が令和 5 年 1 月上旬の約 25 万人であり，ピークを経るに従い規模が大きくなっている。重傷者数も新規陽性者数同様のピークがあるが，ピークの時期は 2 ～ 3 週間程度になっている。死者数も同様のピークがみられる。令和 2 年末以降に増加のペースが高まり，累積死亡者数は，第 8 波の令和 5 年 1 月には 6 万人を超えた。

保健所は，新型コロナウイルス感染症対策の中心機関であり，患者に対する積極的疫学調査により感染源を推定し濃厚接触者を把握してきたが，令和 5 年 5 月 8 日より新型コロナウイルス感染症の分類が「新型インフルエンザ等感染症（いわゆる 2 類相当）」から「5 類感染症」に変更されたため，5 類感染症の対応が取られることになった。

| 表6-10 | 日本で接種可能な感染症ワクチンの種類 | 令和5年5月現在 |

<table>
<tr><td rowspan="2">定期接種の対象</td><td colspan="2">生ワクチン</td></tr>
<tr><td>
●結核（BCG）
●麻しん・風しん混合（MR）
●麻しん（はしか）
</td><td>
●風しん
●水痘
●ロタウイルス（1価，5価）
</td></tr>
<tr><td></td><td colspan="2">不活化ワクチン・トキソイド</td></tr>
<tr><td></td><td>
●ポリオ（IPV）
●ジフテリア・破傷風混合トキソイド（DT）
●百日せき・ジフテリア・破傷風混合（DPT）
●百日せき・ジフテリア・破傷風・不活化ポリオ混合（DPT-IPV）
●日本脳炎
</td><td>
●インフルエンザ
●B型肝炎
●肺炎球菌（13価結合型）
●高齢者の肺炎球菌（23価莢膜ポリサッカライド）
●インフルエンザ菌b型（Hib）
●ヒトパピローマウイルス（HPV）（2価，4価，9価）
</td></tr>
<tr><td rowspan="3">定期接種の対象外*</td><td colspan="2">生ワクチン</td></tr>
<tr><td>
●流行性耳下腺炎（おたふくかぜ）
●黄熱
</td><td>
●帯状疱疹（水痘ワクチンを使用）
●インフルエンザ
</td></tr>
<tr><td colspan="2">不活化ワクチン・トキソイド
●破傷風トキソイド　　　　　●髄膜炎菌（4価）
●A型肝炎　　　　　　　　　●帯状疱疹
●狂犬病　　　　　　　　　　●肺炎球菌（15価結合型）
●成人用ジフテリアトキソイド
</td></tr>
</table>

注）*定期接種の対象外とは，現在，国内で製造販売承認および流通のあるワクチンで，定期接種に使用されていないものを記載

資料）厚生労働統計協会編：国民衛生の動向 2023/2024 を一部改変

応および接種対象期間を周知し積極的に接種勧奨を行う。

　・対象疾病：ジフテリア，百日せき，破傷風，急性灰白髄炎（ポリオ），麻しん，風しん，日本脳炎，B型肝炎，結核，Hib 感染症，小児の肺炎球菌感染症，水痘，ヒトパピローマウイルス感染症。

○B類疾病：被接種者に予防接種を受ける努力義務は課せられておらず，各自の判断に基づき接種を受けるものである。

　・対象疾病：インフルエンザと肺炎球菌がある（いずれも高齢者）。

　予防接種に用いられるワクチンには，弱毒化した病原微生物を生きたまま接種する生ワクチンと，病原微生物を殺し，免疫原性のみをもたせた不活化ワクチンがある（**表6-10**）。

③ **感染症対策**（p. 97，**図6-8** 参照）

　標準予防策（standard precautions）は，感染対策の基本として，すべての血液，体液，分泌物（喀痰等），嘔吐物，排泄物，創傷皮膚，粘膜等は感染源となり，感染する危険性があるものとして取り扱うという考え方のことである。

　また，感染症の基本的な対策として，正しい手洗い，手指消毒，咳エチケットの対策も有効である。

F　精神疾患

　「精神保健及び精神障害者福祉に関する法律（精神保健福祉法）」（昭和25年法律第123号）では，精神障害者を「統合失調症，精神作用物質による急性中毒また

はその依存症，知的障害，精神病質その他の精神疾患を有する者」と定義している。

　発症は，本人の性格（特定の基質や行動パターン）とともに，心理的社会的ストレスへの不適応が神経性障害や気分障害に起因すると考えられる。総合失調症や認知症等の器質性のものも，心理的社会的ストレスが加わった場合の発症が多い。

1　精神および行動の障害における受療者の現状（令和2年患者調査）

　○入院患者総数は近年横ばいないし減少傾向だが，通院患者数は増加傾向。

　○入院患者数は23万6,600人（入院患者総数の19.5%）で，入院患者の中で最も高い。

　○平均在院日数は294.2日で，前回調査より増加した。

　○任意入院（後述）が約5割を占める（精神保健福祉資料，令和2年）。

　○外来患者では，躁うつ病を含む気分（感情）障害が最も多く，約3割。

2　精神障害者の医療（入院医療）

●**措置入院**　対象は入院させなければ自傷他害の恐れのある精神障害者。

　精神保健指定医2人以上の診断結果が一致した場合，都道府県知事が国立あるいは都道府県立精神科病院または指定病院に入院させる制度。

●**緊急措置入院**　対象は緊急入院が必要な自傷他害の恐れのある精神障害者。

　精神保健指定医1人が診断。入院期限は72時間以内に制限される。

●**医療保護入院**　対象は自傷他害の恐れはないが，医療および保護のため入院を必要とする精神障害者。

　精神保健指定医（または特定医師）の診察により任意入院が行われる状態にないと判定された者で，その家族等の同意がある場合に精神科病院に入院できる（特定医師による診察の場合は12時間まで）。

●**応急入院**　対象は入院が必要な精神障害者。任意入院を行う状態になく，急速を要し，保護者の同意が得られない者。

　精神保健指定医（または特定の医師）の診察が必要で，入院期限は72時間以内に制限される（特定医師による診察の場合は12時間まで）。

●**任意入院**　対象は入院を必要とする精神障害者。精神障害者自身の同意に基づき入院が行われる。精神保健指定医の診察は不要。

ａ　主要な精神疾患

　精神疾患の患者数は近年増加している。主要な精神疾患としては，気分（感情）障害，統合失調症，神経症性障害，アルコールなどによる行動の障害などがある。気分（感情）障害の患者数が多いが，近年では，高齢者人口の増加に伴い，アルツハイマー病や認知症が増加している。

1　気分障害

　主徴は，躁とうつの気分の変動にある。躁病とうつ病を繰り返す双極性障害（躁うつ病）とうつ病だけを繰り返す単極性障害（単極性うつ病）に分けられる。

　気分（感情）障害（躁うつ病を含む）の受療率は入院よりも外来で高い。外来受

療率は，人口 10 万対で 72 である。精神および行動の障害で最も高い外来受療率である（令和 2 年患者調査）。

●**うつ病**　WHO の疫学調査によれば，うつ病の有病率は人口の 3 ～ 5 ％といわれており，決して珍しい病気ではない。

- うつ病の状態：すべて悲観的に考え，生きていくエネルギーが減弱している状態である。
- 症状：身体症状と精神症状がある。身体症状では，睡眠障害，食欲の変化，疲労感・易疲労感，自律神経症状・消化器症状が，精神症状では，抑うつ，関心・興味の減退，意欲・気力の減退，知的活動能力の減退，自責感・無価値感，妄想（被害妄想），日内気分変動があげられる。
- うつ病と自殺：うつ病等の精神疾患に対する適切な治療により，自殺は防ぐことができると，自殺総合対策大綱の基本認識に明記されている。

●**うつの原因**　生物学的な要因，心理的な要因，社会・環境的な要因の 3 つが複雑にかかわっていると考えられている。

- 生物学的な要因：何らかの遺伝的な要因が重要な働きをしていることは確かといわれているが，遺伝のみで発病が決まっているわけではない。発病に関係しているとされる生物学的なメカニズムには，神経伝達物質やその受容体の異常，ホルモンの異常，睡眠リズム障害などがある。
- 心理的な要因・性格：うつ病になりやすいとされる性格には，①真面目で几帳面な性格，② 1 つの物事に執着する，③かたくなで柔軟性に欠ける，④他人の評価に対して過敏に反応する，⑤自己否定的な考えをする，などがあげられる。
- 社会・環境的な要因：対人関係のストレスや過労，睡眠不足，ライフイベント（退職や結婚など）など，種々の環境要因がうつ病に関係しているといわれている。最近では乳幼児期の虐待や不適切な養育などが，うつ症状の出現と関連があるといわれている。

●**身体的疾患が引き起こすうつ病**　心理的要因や生活環境などによるストレスだけが原因ではなく，身体的疾患が原因となることもある。うつ病になりやすい疾患を**表** 6-11 にまとめた。

●**躁病**　躁病は，うつ病とは反対に活力が充満している状態である。症状は身体症状と精神症状がある。身体症状では，睡眠障害，食欲・性欲の増加が，精神症状では，気分変動，過活動，妄想（誇大妄想），観念奔放があげられる。

○ Column ｜ **認知症**

　認知症とは，正常に発達した種々の精神機能が慢性的に減退・消失し，日常生活・社会生活を営めない状態になることである。

　18 ～ 44 歳で発症するものが若年期認知症，45 ～ 64 歳で発症するものが初老期認知症である。1980 年代までの認知症は脳血管型が多いとされていたが，現在はアルツハイマー型が多い傾向にある。認知症には性差があり，アルツハイマー型は女性で，脳血管型は男性に多い。

　症状は，記憶障害や失語，失行，失認や実行機能障害などの認知機能障害と行動異常・精神障害に大別される。

表6-11 うつ病になりやすい疾患

●脳の病気によるうつ病
脳腫瘍，脳血管障害，老人性認知症，てんかん，パーキンソン病など

●その他の病気によるうつ病
糖尿病，甲状腺機能の亢進症または低下症，更年期障害，慢性関節リウマチ，全身性エリテマトーデスなどの膠原病，がん，手術後，血液透析，インフルエンザや肝炎などのウイルス感染症

●双極性障害（躁うつ病）　　双極性障害は躁状態の程度により，激しい躁状態が起こる「双極Ⅰ型障害」と軽躁状態が起こる「双極Ⅱ型障害」に分類される。精神疾患のなかでも，双極性障害は，治療法や対処法が比較的整っており，投薬により，従来通りの生活を送ることが可能である。しかし，放置すると，躁状態とうつ状態の繰り返しにより社会的生命が脅かされる重大な疾患である。ストレスが原因となる「こころ」の病ではなく，身体的な側面が強い疾患である。患者数は，0.4 ～ 0.7％程度とされる。

2　統合失調症

●統合失調症の類型（DSM-Ⅳ）　　妄想型，解体型（破瓜型），緊張型，残遺型がある。

●臨床症状　　陽性症状と陰性症状に分けられる。陽性症状は，幻覚，妄想，思考障害，精神運動興奮，緊張病症候群，陰性症状は，感情の平板化，情緒的引きこもり，疎通性の障害，受動性・意欲低下，思考内容の貧困である。

●統合失調症，統合失調症型障害および妄想性障害の入院受療率　　人口10万対で113である。精神および行動の障害の入院受療率の中で最も高い（令和2年患者調査）。

3　神経症性障害

●神経症性障害とは　　心理的ストレスや葛藤により生じる心身の機能障害である。不安神経症，強迫神経症，恐怖症，ヒステリー，心気症，その他（抑うつ神経症，離人神経症など）がある。

●病型　　不安障害，身体表現性障害，解離性障害，気分障害の4つに分類される。

●神経症性障害，ストレス関連障害および身体表現性障害の受療率　　入院よりも外来で高い。外来受療率は，人口10万対で62.5である（令和2年患者調査）。

4　薬物依存

●薬物乱用　　医療上必要でない薬物の使用または不当な量の使用。法律違反を含む社会的慣習に反する薬物の使用。

●薬物依存　　薬物を探し摂取する行動が強まって，薬物の使用を自分の意志でコントロールできなくなった状態。

●薬物依存を起こし得る物質　　アルコール，睡眠剤，麻薬，幻覚発現剤(大麻，LSD-25など)，コカイン，覚醒剤，シンナー(有機溶剤)，風邪薬，喘息薬など。

●薬物乱用の現状　　覚醒剤による検挙数が全体の50％以上を占める。近年，大

表6-12 健康日本 21（第三次）のこころの健康に関する目標

	項　目	現　状*1	目　標*2
メンタルヘルス対策に取り込む事業所の増加	メンタルヘルス対策に取り込む事業所の割合	59.2%	50%
	*1 令和 3 年労働安全衛生調査　　*2 令和 9 年度目標		
心のサポーター数の増加	心のサポーター数	—	100 万人
	*1 精神・障害保健課調査（令和 3 年度はモデル事業中のため現状値なし） *2 令和 12 年度目標		

資料）厚生労働省：健康日本 21（第三次）推進のための説明資料

麻による検挙者は，20 代以下の若年層の割合が高い。

b 精神保健対策

　近年の精神疾患保健福祉対策では，入院治療主体から通院治療重視がいわれている。その中で，地域との連携やデイケアの活用が重要となってきている。また，健康日本 21（第三次）では，**表6-12** のような目標を掲げている。

●**保健所**　　地域における精神保健福祉活動の第一線機関，精神保健福祉に関する実態把握，精神保健福祉相談，訪問指導，患者家族会などの活動に対する助言や支援研究，普及啓発と協力組織の育成，関係諸機関との連携活動などを行っている。

●**精神保健福祉センター**　　保健所を中心とする地域精神保健福祉活動を技術面から指導・援助する機関。都道府県・指定都市に設置されている。

　業務は，保健所と精神保健関係諸機関に対する技術指導と技術援助，同機関の職員に対する教育研修，精神保健福祉に関する普及啓発，調査研究，複雑または困難な精神保健福祉相談，協力組織の育成である。

●**市町村**　　市町村は住民に最も身近な自治体として，相談指導，社会復帰および自立と社会参加への支援，入院および通院医療費関係事務，企画調整，普及啓発，ケース記録の整理と機密の保持などの窓口となる。

●**こころのバリアフリー宣言**　　心の健康問題の正しい理解のための普及啓発検討会により，平成 16（2004）年に「こころのバリアフリー宣言 - 精神疾患を正しく理解し，新しい一歩を踏み出すための指針」が出された。精神疾患や精神障害者に対しての正しい理解を促すとともに，無理解や誤解なしに行動し，誰もが人格と個性を尊重して互いに支え合う共生社会を目指すことを目的としている。

c 認知症

　2025 年には 65 歳以上高齢者の 5 人に 1 人が認知症またはその予備群になるといわれている。団塊の世代が 75 歳以上となる 2025 年に向けて，平成 27（2015）年に「認知症施策推進総合戦略〜認知症高齢者等にやさしい地域づくりに向けて〜（新オレンジプラン）」が策定された。認知症の人が住み慣れた地域の良い環境で自分らしく暮らし続けるために必要としていることに的確に応えることを基本的な考え方としている。厚生労働省が 11 関係府省庁と共同し，認知症高齢者等の日常生

表6-13 **新オレンジプランの施策を推進する5本の柱**

① 普及啓発・本人発信支援
② 予防
③ 医療・ケア・介護サービス・介護者への支援
④ 認知症バリアフリーの推進・若年性認知症の人の支援・
　 社会参加支援
⑤ 研究開発・産業促進・国際展開

活を支えるべく策定したものである。その中で，地域や職域で認知症の人や家族に
対する手助けを行う**認知症サポーター**，地域の人や専門家と情報を共有・理解し合
う**認知症カフェ**の設置が推進されている。

　令和元（2019）年には，「**共生**」と「**予防**」を車の両輪として施策を進める認知
症施策推進大綱がまとめられた。新オレンジプランの7つの柱を再編（**表6-13**），
すべての認知症の人の視点に立ち，認知症の人や家族の意見を踏まえ推進するとし
ている。

認知症サポーター
認知症に関する正しい知
識と理解をもち，地域や
職域で認知症の人や家族
に対してできる範囲で手
助けをする人

認知症カフェ
認知症の人やその家族
が，地域の人や専門家と
相互に情報を共有しお互
いを理解し合う場

共生
認知症の人が，尊厳と希
望をもって認知症ととも
に生きる，認知症の有無
にかかわらず同じ社会で
共に生きること。

予防
認知症になるのを遅らせ
る，認知症になっても進
行を緩やかにすること。

Ⓖ　その他の疾患

ⓐ CKD

1 現状

　慢性腎臓病（CKD；chronic kidney disease）は，腎機能低下が長期にわたり
進行する腎疾患である。脳梗塞・心筋梗塞等のリスクが上昇し，進行により人工透
析が必要となる。発症，進展には生活習慣がかかわっており，適切な治療や生活習
慣の改善により発症や重症化予防が可能である。

　腎機能異常の重症化を防ぎ，慢性腎不全による人工透析導入への進行を阻止し，
CKD に伴う循環器系疾患の発症を抑制することを目標とした対策の方向性を，平
成20（2008）年に腎疾患対策検討会が「今後の腎疾患対策のあり方について」と
してとりまとめた。平成30（2018）年には，腎疾患対策検討会報告書が公表され，
今後実施すべき取り組み等が整理された。また，令和10（2028）年までに年間新
規透析導入患者数を 35,000 人以下に減少させることを目標とした。

● **腎不全**　腎不全は死因順位第8位〔令和4（2022）年，死亡数3万739人，
　死亡総数に対する割合 2.0%〕である。

● **人工透析**　腎不全では，人工透析を行っている末期腎不全患者が増加し，
　2021（令和3）年で約35万人と推計されている（日本透析医学会）。人工透析
　療法は，わが国の医療費高騰の面からも問題となっている。最近では，新規に人
　工透析になる原因として糖尿病性腎症が最も高い。

● **腎臓移植**　近年，薬物療法の改善，組織適合性検査の進歩などから，腎臓移植
　の成績はめざましい。令和3（2021）年は 1,773 人が報告されている（日本移
　植学会・日本臨床腎移植学会）。なお，臓器移植は，臓器移植法（平成9年施行）

に基づいて行われている。

② 対策

　腎障害の早期発見，早期治療，糖尿病の予防と発症後の適切な管理，食事療法が対策としてあげられる。

　なお，平成 19（2007）年からは，腎機能低下が長期にわたって進行する慢性腎臓病（CKD）の発症・進展予防のための対策が推進されている。CKD は透析に至るリスクが多いことや心血管疾患発症リスクが高いこと，また，適切な治療によりこれらのリスクが大幅に抑えられることから，CKD 対策が注目されている。CKD は，原因によらず，腎機能を糸球体濾過量（GFR）で評価して診断されることから，腎障害の早期発見，早期治療が期待されている。

b 呼吸器疾患；COPD

① COPD（慢性閉塞性肺疾患）

　COPD は，有毒な粒子やガスを吸入することにより生じる進行性の疾患である。WHO 報告によれば，第一の要因はたばこの煙（喫煙・受動喫煙）である。禁煙により予防は可能であり，早期発見が重要となる。NICE（Nippon　COPD Epidemiology）スタディ（2001 年）では，推定患者数を 500 万人以上としているが，令和 2 年の患者調査では約 36 万人であり，未受診者が相当数いると考えられる。令和 4（2022）年における死亡数は 16,676 人である（人口動態統計）。

② 肺炎

　令和 4 年人口動態統計では，死亡総数に占める割合 4.7％で死因の第 5 位である。人口の高齢化に伴い増加傾向。80 歳以上の高齢者が，肺炎による死亡者の約 8 割を占める。

　また，肺炎の予防には，高齢者へのインフルエンザワクチン，肺炎球菌ワクチンの接種が有効と考えられている。

c 肝疾患

　肝疾患は，病態に応じて急性肝炎，慢性肝炎，肝硬変に分類される。令和 4（2022）年の死亡率は 15.5（人口 10 万人対）であり，死因の 10 位以内には入っていない。

　肝疾患の原因として，肝炎ウイルス，アルコール，薬剤，生活習慣が挙げられる。

　また，近年，食生活の欧米化に伴い，生活習慣病の一つである非アルコール性脂肪性肝疾患（NAFLD；non-alcoholic fatty liver disease）や非アルコール性脂肪肝炎（NASH；non-alcoholic steatohepatitis）は肥満人口や 2 型糖尿病罹患率の増加に伴い世界中で患者数が急増し，最多の肝疾患として認知されている。

d アレルギー疾患

　アレルギー疾患には，気管支ぜん息，アトピー性皮膚炎，食物アレルギー，アレルギー性鼻炎・結膜炎，花粉症等がある。症状の悪化や軽快を繰り返すため，生活

の質に大きくかかわっている。また，アナフィラキシーショックなど，命にかかわる症状が出現することもある。

　我が国では，アレルギー疾患の増加が見られており，現在は乳幼児から高齢者まで国民の約二人に一人が何らかのアレルギー疾患を有していると言われている。

　日本におけるアレルギー疾患医療の状況を改善し，アレルギー疾患対策の一層の充実を図ることを目的として，平成27（2015）年に「アレルギー疾患対策基本法」が施行された。この法の基本理念として，①アレルギー疾患の重症化の予防および症状の軽減に資するために，アレルギー疾患対策を総合的に実施して生活環境の改善を図ること，②居住する地域にかかわらず等しく科学的知見に基づいた適切なアレルギー疾患医療を受けることができるようにすること，③アレルギー疾患に関して適切な情報を入手することができるとともに生活の質の維持向上のための支援を受けることができる体制の整備がなされること，④研究を推進して，アレルギー疾患の重症化の予防や診断，治療等に活用，発展させることが掲げられている。また，平成29年3月に策定された法第11条第1項に基づく「アレルギー疾患対策基本指針」に則り，アレルギー疾患対策が推進されている。

ⓔ 難病法と難病対策

●**難病の患者に対する医療等に関する法律（難病法）の概要**　　難病法では，難病を「発病の機構が明らかでなく，治療方法が確立していない，希少な疾病であり長期の療養を必要とする疾病」と定義している。目的は，難病患者の良質で適正な医療の確保，療養生活の質の維持向上を図ることであり，基本方針の策定，公平かつ安定的な医療費助成の制度の確立，難病の医療に関する調査研究の推進，療養生活環境整備事業の実施について規定している。

●**難病対策**　　難病対策要綱ではわが国の難病対策として，5本柱を掲げている（**表6-14**）。主な事業には，都道府県が実施する特定疾患治療研究事業があり，特定の疾患の医療の確立と普及を図るとともに，患者の医療費の一部を公費で負担し，軽減を図ることを目的に実施している。

　・指定難病：難病の患者数が厚生労働省令で定める人数に達せず，診断に関し客観的な指標による一定の基準が定まっていること，その他の省令で定める要件を満たすものであり，患者に対する良質，適切な医療の確保を図る必要性が高いものとして厚生労働大臣が指定するもの。

　・医療体制の構築：難病医療提供体制整備事業として，難病医療拠点病院および

表6-14　難病対策の5本柱

① 調査研究の推進
② 医療施設の整備
③ 医療費の自己負担の軽減
④ 地域における保健医療福祉の充実・連携
⑤ QOL（生活の質）の向上を目指した福祉施策の推進

難病医療協力病院を指定。平成 30（2018）年度より各都道府県に難病診療連携拠点病院を整備，連携を図っている。

・医療費助成制度：指定難病の治療方法の確立のため患者データを収集し，効果的な治療方法が確立するまで医療費の経済負担が大きい患者を支援する。338 疾病（令和 3 年 11 月現在）に医療費が助成されている。助成の実施主体は都道府県・指定都市である。小児の難病も同様に小児慢性特定疾病対策が行われている。

・就労支援：ハローワークに難病患者就職サポーターが配置され，ハローワークと難病相談・支援センターとの連携強化を図っている。

・難病対策地域協議会：「難病法」では，難病患者の支援体制整備を図るための難病対策地域協議会の設置を都道府県，保健所設置市（特別区を含む）の努力義務としている。保健所を中心とした難病対策地域協議会では，相談，福祉，就労，医療などの支援を行っている。

H 自殺，不慮の事故，虐待，暴力

ⓐ 自殺

1 自殺死亡率（人口 10 万対）の年次推移

自殺率は平成 15（2003）年をピークに高水準が続いていたが，平成 22（2010）年以降自殺者数，自殺死亡率ともに低下していたが，令和 4（2022）年は前年より増加した。令和 4（2022）年の自殺死亡率は 17.4（人口 10 万対）であった。

2 性・年齢階級別の自殺死亡率の動向

令和 4（2022）年では，男性の 40 ～ 50 代および 80 歳以上で高くなっている。

3 自殺の動機

○遺書などから動機が判明したものは全体の約 9 割程度である。

○「令和 4 年中における自殺の状況」（内閣府自殺対策推進室，警察庁生活安全局生活安全企画課）によると，自殺の原因・動機は 20 代以上で健康問題が最も多く，19 歳以下では学校問題も多い。

○うつ病は自殺の重要な要因である。

4 自殺対策基本法と自殺総合対策大綱

●自殺対策基本法（平成 18 年）　目的は，自殺の防止と自殺者の親族の支援の充実にある。自殺を個人の問題として捉えるのではなく，社会問題として捉え，自殺対策に関する国・地方公共団体の責務を明確にし，総合的に自殺対策に取り組むことを掲げた。平成 28 年の自殺対策基本法の一部改正では，目的に「誰も自殺に追い込まれることのない社会の実現を目指して，これに対処していくことが重要な課題となっていること」が追加され，都道府県および市町村自殺対策計画の策定を定めた。

表6-15 自殺総合対策大綱における当面の重点施策（令和4年10月）

1. 地域レベルの実践的な取り組みへの支援を強化する	7. 社会全体の自殺リスクを低下させる
2. 国民一人ひとりの気づきと見守りを促す	8. 自殺未遂者の再度の自殺企図を防ぐ
3. 自殺総合対策の推進に資する調査研究等を推進する	9. 遺された人への支援を充実する
4. 自殺対策にかかわる人材の確保，養成および資質の向上を図る	10. 民間団体との連携を強化する
	11. 子ども・若者の自殺対策をさらに推進する
5. 心の健康を支援する環境の整備と心の健康づくりを推進する	12. 勤務問題による自殺対策をさらに推進する
6. 適切な精神保健医療福祉サービスを受けられるようにする	13. 女性の自殺対策を更に推進する

阻害要因
過労，生活困窮，育児や介護疲れ，いじめや孤立等。

促進要因
自己肯定感，信頼できる人間関係，危機回避能力等。

● **自殺総合対策大綱～誰も自殺に追い込まれることのない社会の実現を目指して～**
（令和4年10月閣議決定）　厚生労働省は，自殺対策基本法に基づき，平成19年に初めての大綱を策定した。5年を目途に見直され，直近の見直しは，令和4年に行われた。見直し後の大綱では以下を掲げている。

・誰も自殺に追い込まれることのない社会の実現を目指す：社会における「生きることの阻害要因」を減らし，「生きることの促進要因」を増やすことを通じて，社会全体の自殺リスクを低下させる。

・自殺の現状と自殺総合対策における基本認識：①自殺は，その多くが追い込まれた末の死である，②年間自殺者数は減少傾向にあるが，非常事態はいまだ続いている，③新型コロナウイルス感染症拡大の影響を踏まえた対策の推進，④地域レベルの実践的な取り組みをPDCAサイクルを通じて推進する。

・自殺総合対策の基本方針：①生きることの包括的な支援として推進する，②関連施策との有機的な連携を強化して総合的に取り組む，③対応の段階に応じてレベルごとの対策を効果的に連動させる，④実践と啓発を両輪として推進する，⑤国，地方公共団体，関係団体，民間団体，企業および国民の役割を明確化し，その連携・協働を推進する，⑥自殺者等の名誉および生活の平穏に配慮する。

・当面の重点施策：表6-15

・自殺対策の目標値：令和8（2026）年までに，自殺死亡率（人口10万人当たりの自殺者数）を平成27年と比べて30%以上減少させることとする（平成27年：18.5→令和8年：13.0以下）。※令和2年：16.4。

・推進体制等：国における推進体制，地域における計画的な自殺対策の推進，施策の評価および管理，大綱の見直し。

令和元（2019）年に，「自殺対策の総合的かつ効果的な実施に資するための調査研究およびその結果の活用等の推進に関する法律」により一般社団法人いのち支える自殺対策推進センターが設立され，自殺対策の中核として機能している。

⑤ **WHOの自殺予防対策**

2016年の統計によると世界では1年間に80万人近くが自殺により死亡している。2013年のWHO総会で包括的メンタルヘルスアクションプラン2013-2020が採択された。メンタルヘルスアクションプランは，「精神保健の格差に関する行

動プログラム（mhGAP）」をもとに作成され，各国のアクションプランに助言・指導を提供するよう策定されたものである。"No health without mental health（メンタルヘルスなしに健康なし）"を原則に，4つの目的である①メンタルヘルスのためのより効果的なリーダーシップとガバナンスの強化，②地域ベースの環境におけるメンタルヘルスサービスと社会ケアサービスの統合，③プロモーションと予防のための戦略の実施，④情報システム，科学的根拠と研究の強化を設定している。この中で，世界の自殺死亡率を2020年までに10%少なくするという達成目標を掲げている。このアクションプランが更新されたものが，メンタルヘルスアクションプラン2013-2030である。上記4つの目的は継続されている。

世界自殺予防デー（9月10日）などの自殺予防対策を実施し，世界的に自殺予防対策を推進するために働きかけている。

b 不慮の事故

○WHOでは，不慮の事故を「認められる障害が故意でないできごと」と定義している。
○国際疾病分類（ICD-10）では，交通事故，転倒・転落，溺死および溺水，窒息，煙・火および火災，中毒，その他に分類する。
○令和4（2022）年の死因順位は第7位。死亡率（人口10万対）は平成8年以降横ばい状態であったが，平成23（2011）年は東日本大震災により増加した。
○死亡原因の最多は転倒・転落・墜落で，以下，窒息，溺死および溺水と続く。年齢階級別では，0歳は窒息が多く，1～4歳は交通事故と窒息，5～14歳は窒息と交通事故，15～64歳は交通事故，65～79歳は溺死および溺水，80歳以上では転倒・転落・墜落と窒息が多い（令和4年人口動態統計）。

c 虐待，暴力◀

◀37-12

●**児童の権利に関する条約（子どもの権利条約）**　世界的な観点から児童（18歳未満のすべての者）の人権の尊重，保護の促進を目指す。締約国は，「児童が父母，法定保護者又は児童を監護する他の者による監護を受けている間に，あらゆる形態の身体的，精神的な暴力，傷害，虐待，放置，怠慢な取扱い，不当な取扱い，搾取（性的虐待を含む）から児童を保護するため，すべての適当な立法上，行政上，教育上の措置をとる」ことが明記されている。
○4本の柱は，「生きる権利」，「守られる権利」，「育つ権利」，「参加する権利」。
○3つの選択議定書として「武力紛争における子どもの関与に関する選択議定書」，「子どもの売買，子ども買春および子どもポルノグラフィーに関する選択議定書」，「通報手続きに関する選択議定書」を策定。
●**日本の児童虐待防止策**　全国の児童相談所で対応した児童虐待相談対応件数は，平成11年度に1万件を超え，令和2年度には20万件を超えた。

●**児童の虐待の防止等に関する法律（児童虐待防止法）19年改正**　　児童虐待の定義，児童に対する虐待の禁止，児童虐待の予防および早期発見，通告の義務，その他の児童虐待の防止に関する国および地方公共団体の責務，児童虐待を受けた児童の保護および自立支援のための措置等を定めることにより，児童虐待の防止に関する施策の推進により児童の権利利益の擁護を目的として策定された。

●**児童虐待の定義**　　保護者が監護する18歳未満の者に行う以下の行為としている。

　　・身体的虐待：身体に外傷が生じる，または生じる恐れのある暴行を加えること
　　・性的虐待：児童にわいせつな行為をすること，わいせつな行為をさせること

○　Column｜**高齢者の虐待**

●「高齢者虐待の防止，高齢者の養護者に対する支援等に関する法律（高齢者虐待防止法）」（平成17年法律第124号）によると，高齢者虐待とは，65歳以上の高齢者に対する養護者および養介護施設従事者等による虐待をいう。
「養護者による高齢者虐待」とは，次のいずれかに該当する行為をいう。
一　養護者がその養護する高齢者について行う次に掲げる行為
　イ　高齢者の身体に外傷が生じ，又は生じるおそれのある暴行を加えること。
　ロ　高齢者を衰弱させるような著しい減食又は長時間の放置，養護者以外の同居人によるイ，ハ又はニに掲げる行為と同様の行為の放置等養護を著しく怠ること。
　ハ　高齢者に対する著しい暴言又は著しく拒絶的な対応その他の高齢者に著しい心理的外傷を与える言動を行うこと。
　ニ　高齢者にわいせつな行為をすること又は高齢者をしてわいせつな行為をさせること。
二　養護者又は高齢者の親族が当該高齢者の財産を不当に処分することその他当該高齢者から不当に財産上の利益を得ること。
●「養介護施設従事者等による高齢者虐待」とは，次のいずれかに該当する行為をいう。
一　老人福祉施設，有料老人ホーム，地域密着型介護老人福祉施設，介護老人福祉施設，介護老人保健施設，地域包括支援センター（以下，養介護施設）の業務に従事する者が，当該養介護施設に入所し，その他当該養介護施設を利用する高齢者について行う次に掲げる行為
　イ　高齢者の身体に外傷が生じ，又は生じるおそれのある暴行を加えること。
　ロ　高齢者を衰弱させるような著しい減食又は長時間の放置その他の高齢者を養護すべき職務上の義務を著しく怠ること。
　ハ　高齢者に対する著しい暴言又は著しく拒絶的な対応その他の高齢者に著しい心理的外傷を与える言動を行うこと。
　ニ　高齢者にわいせつな行為をすること又は高齢者をしてわいせつな行為をさせること。
　ホ　高齢者の財産を不当に処分することその他当該高齢者から不当に財産上の利益を得ること。
二　老人居宅生活支援事業，居宅サービス事業，地域密着型サービス事業，居宅介護支援事業，介護予防サービス事業，地域密着型介護予防サービス事業，介護予防支援事業（以下，養介護事業）において業務に従事する者が，当該養介護事業に係るサービスの提供を受ける高齢者について行う前号イからホまでに掲げる行為
●法では，高齢者虐待の防止等に関する国等の責務，虐待を受けた高齢者の保護のための措置，養護者による高齢者虐待の防止のための支援等を定めている。
●児童虐待防止法との相違点は，養介護施設および養介護事業従事者による虐待防止が明記されていることである。
●養護者による虐待は16,426件（前年から4.9％減），養介護施設従事者等による虐待は739件（前年から24.2％増）（令和3年度「高齢者虐待の防止，高齢者の養護者に対する支援等に関する法律」に基づく対応状況等に関する調査結果）。

・保護の怠慢・拒否（ネグレクト）：児童の心身の正常な発達を妨げるような著しい減食，長時間の放置，保護者以外の同居人による同様の行為の放置，その他保護者としての監護を著しく怠ること

・心理的虐待：児童に対する著しい暴言，著しく拒絶的な対応，児童が同居する家庭での配偶者に対する暴力，その他児童に著しい心理的外傷を与える言動を行うこと

● 児童虐待への対応

・早期発見：児童福祉に関わる学校教職員，児童福祉施設職員，医師などは，児童虐待を発見しやすい立場にある。そのことを自覚し，児童虐待の早期発見に努めなければならない。また，学校および児童福祉施設は，児童保護者に対して児童虐待の防止のための教育または啓発に努めなければならない。

・児童虐待を受けたと思われる児童を発見した者は，市町村，福祉事務所，児童相談所に通告しなければならない。

● 子ども・子育て支援新制度〔平成 24（2012）年〕　子ども・子育て支援新制度は，質の高い教育・保育および地域子ども・子育て支援事業を実施し，妊娠，出産から育児までの切れ目のない支援を通じて，子どもが健やかに成長するように支援するもの。**子ども・子育て関連 3 法**に基づき，平成 27 年 4 月に本格施行された。対象は，すべての子ども・子育て家庭。市町村が，地方版子ども・子育て会議の意見を聞きながら，子ども・子育て支援事業計画を策定し，実施する。

ネグレクト◀
どのような行為がネグレクトにあたるかは，子どもの年齢や能力，家族の生活形態などにより違いがあり，総合的な判断が必要となる。

◀35-11

子ども・子育て関連 3 法
①子ども・子育て支援法，②就学前の子どもに関する教育，保育等の総合的な提供の推進に関する法律の一部改正，③子ども・子育て支援法および就学前の子どもに関する教育，保育等の総合的な提供の推進に関する法律の一部を改正する法律の施行に伴う関係法律の整備等に関する法律。

問題　次の記述について○か×かを答えよ。

悪性新生物と発生要因の組み合わせ
1　胃がん　　　　　—　　　C 型肝炎ウイルス
2　胆管がん　　　　—　　　ヘリコバクター・ピロリ
3　肝細胞がん　　　—　　　アスベスト
4　子宮頸がん　　　—　　　ヒトパピローマウィルス（HPV）
5　膀胱がん　　　　—　　　アフラトキシン

循環器疾患
6　血清総コレステロール高値は，脳梗塞の危険因子である。
7　多量飲酒は，脳出血の危険因子である。
8　喫煙は，くも膜下出血の危険因子である。
9　脳血管疾患による死亡数は，脳梗塞より脳内出血が多い。
10　脳血管疾患の年齢調整死亡率は，女性の方が男性より高い。

感染症
11　指定感染症は，政令で 1 年間に限定して指定される感染症である。
12　後天性免疫不全症候群を診断した医師は，直ちに都道府県知事に届け出なければならない。
13　5 類感染症は，感染力，重篤性に基づく総合的な観点から危険性が極めて高い感染症である。
14　エボラ出血熱の感染経路は，患者からの飛沫感染である。
15　B 型肝炎の予防接種は，定期接種である。

自殺，不慮の事故，虐待，暴力
16　令和 3 年の自殺死亡率（人口 10 万対）は 30 である。
17　自殺総合対策大綱は，自殺の防止と自殺者の親族の支援の充実を目的に策定された。
18　令和 3 年の不慮の事故における最多の死因は，交通事故である。
19　児童虐待には，保護者が監護する児童に対する保護の怠慢が含まれる。
20　高齢者虐待とは，70 歳以上の者に対する養護者および養介護施設従事者による虐待である。

解説
1　×　肝細胞がん　　　　—　　　C 型肝炎ウイルス
2　×　胃がん　　　　　　—　　　ヘリコバクター・ピロリ
3　×　肺がん，中皮腫　　—　　　アスベスト
4　○
5　×　肝がん　　　　　　—　　　アフラトキシン

6　○　その他の危険因子には，高血圧，糖尿病がある。
7　○
8　○　その他の危険因子には，高血圧がある。
9　×　脳梗塞の割合は脳内出血の 2 倍弱高い。
10　×　脳血管疾患の年齢調整死亡率は，男性の方が女性より高い。

11　○　1 ～ 3 類に準じた対応が必要な感染症。
12　×　保健所長を通じて都道府県知事に届け出る。
13　×　問題文は，1 類感染症のことである。5 類感染症とは，国が発生動向調査に基づいて，情報公開を行い，発生・拡大を防止すべき感染症。
14　×　1 類感染症。病原体は，エボラウイルス。血液や体液などの接触によりヒトからヒトへと感染する。
15　○

16　×　16.5 である。
17　×　選択肢は，自殺対策基本法の目的。自殺総合対策大綱は，自殺対策基本法の指針として策定された。
18　×　転倒・転落・墜落が最も多く，25.1％である。
19　○　児童虐待の対象は身体的暴行，性的暴行，心理的虐待，ネグレクトである。この記述はネグレクトに当たる。
20　×　65 歳以上の高齢者に対する身体的虐待，介護・世話の放棄・放任，心理的虐待，性的虐待，経済的虐待をいう。

7 保健・医療・福祉の制度

Ⓐ 社会保障の概念

ⓐ 社会保障の定義と歴史

1 **社会保障制度審議会による定義** 〔昭和25（1950）年 社会保障制度に関する勧告〕

　「社会保障制度とは，疾病，負傷，分娩，**廃疾**，死亡，老齢，失業，多子その他困窮の原因に対し，保険的方法または直接公の負担において経済保障の途を講じ，生活困窮に陥った者に対しては，国家扶助によって最低限度の生活を保障するとともに，公衆衛生及び社会福祉の向上を図り，もってすべての国民が文化的社会の成員たるに値する生活を営むことができるようにすること」。

> **廃疾**
> 疾病とは異なる，医学的な治療を必要としなくなった，身体障害などの，回復が不可能な疾患。

2 **社会保障の柱**[1]

　日本の社会保障は，大きく①社会保険，②公的扶助，③保健医療・公衆衛生，④社会福祉の4つの柱から成り立っている（**表7-1**）。

◀1 37-13

3 **社会保障の歴史**[2]

　日本の社会保障制度の本格的な整備は，戦後に行われた（**表7-2**）。

◀2 33-1

ⓑ 公衆衛生と社会保障

　公衆衛生は，社会保障の4本柱の一つである（**表7-1**）。公衆衛生の定義については1-B-ⓐ（p.2）参照。

Ⓑ 保健・医療・福祉における行政のしくみ

ⓐ 国の役割と法律[3]

◀3 33-11

　人間が社会生活を営むとき，その秩序を維持していくには一定の規範（ルール）

表7-1 主な社会保障制度

社会保険	保険料を財源とし，所得や医療，保健サービスなどに対する保障を行う制度	年金保険，医療保険，介護保険，雇用保険など
公的扶助	生活に困窮する国民について，国が最低限度の生活を保障する制度。日本国憲法第25条に基づく。	生活保護（①生活扶助，②医療扶助，③教育扶助，④住宅扶助，⑤出産扶助，⑥生業扶助，⑦葬祭扶助，⑧介護扶助）
保健医療・公衆衛生	社会制度の整備により，国民保健を向上させるための制度。医療も含まれる。	感染症予防，衛生教育，医療看護サービス，上下水道など
社会福祉	社会的弱者に対して，国や地方公共団体を中心に援護育成を行うこと。	身体障害者，知的障害者，高齢者，母子，児童などに対する施策など

表7-2　主な社会保障制度の流れ

昭和21(1946)年	生活保護法（旧）制定
22(1947)年	児童福祉法制定[*] 労働基準法制定
24(1949)年	身体障害者福祉法制定[*]
25(1950)年	生活保護法（新）制定[*]
35(1960)年	精神薄弱者福祉法制定[**]
36(1961)年	健康保険・年金保険が整備される→国民皆保険
38(1963)年	老人福祉法制定[**]
39(1964)年	母子福祉法制定[**]
48(1973)年	老人福祉法改正，老人医療費の無料化（1983年廃止）など実施 　　　　→「福祉元年」と呼ばれる
～	〈少子高齢化社会の進行，疾病構造の変化 　　　　→社会保障制度の見直しが必要となる〉
56(1981)年	母子福祉法→母子及び寡婦福祉法に改称
58(1983)年	老人保健制度発足→基本理念「自助と連帯」
平成 9(1997)年	介護保険法制定
11(1999)年	精神薄弱者福祉法→知的障害者福祉法に改称
12(2000)年	介護保険法施行（介護保険制度開始）
17(2005)年	障害者自立支援法制定
20(2008)年	高齢者の医療の確保に関する法律制定（老人保健制度廃止） 　　　　→後期高齢者医療制度・前期高齢者医療制度へ
24(2012)年	障害者自立支援法改正→障害者総合支援法へ
26(2014)年	医療介護総合確保推進法制定 母子及び寡婦福祉法→母子及び父子並びに寡婦福祉法に改称

注）[*]福祉三法　　　　[**]福祉三法と合わせて福祉六法

が必要になる。そのために文章で一定の規範に従うように定めたものを「法」という。国の根本規範であり，国の統治の原理原則を定めたものが憲法であり，その理念に従って法律，政令，省令などが整備されている。

・憲法：国の統治と原理原則を定めた根本規範
・法律：憲法の理念に基づき，国会での議決を経て制定される法規
・政令：憲法および法律の規定を遂行するために内閣が制定する命令
・省令：政令を具体的に遂行するために各主務大臣が制定する命令

　日本の保健・医療・福祉における国の役割は，日本国憲法第25条（生存権）に記されている。これを遂行するために，衛生法規が整備され，行政のしくみが成り立っている。

　日本の行政は，国―都道府県―市町村の体系で行われており，一般衛生行政においては，国（厚生労働省）－都道府県（衛生主管部局）－保健所―市町村（衛生主管課係）に体系化されている。厚生労働省は，内部部局として大臣官房と11局，外局として，各種審議会，試験研究機関などがある。また，地方支分局として全国7か所に地方厚生局が設置されている。

　労働衛生行政においては，厚生労働省労働基準局が主管しており，厚生労働省直

轄である都道府県労働局が本省の指揮監督を受け，管内の労働基準監督を指揮管理
している。

　学校保健行政においては，文部科学省の初等中等教育局が主管している。

b　衛生法規の定義とその内容

　衛生法規は，日本国憲法第25条に定められている国民の生存権を保障するため
に制定された各種法律である。衛生法規を大別すると以下をあげることができる。

1　公衆衛生法規(栄養関連法規，保健衛生法規，予防衛生法規，環境衛生法規)

　主なもののポイントを以下に示した。

1　栄養関連法規

● **健康増進法**〔平成14（2002）年8月2日法律第103号〕

　○目的：国民の健康の増進の総合的な推進に関し基本的な事項を定め，国民の栄
　　養の改善その他国民の健康の増進を図るための措置を講じ，国民保健の向上を
　　図ること。

　○国は，健康寿命の延伸・QOLの向上を目標とする「健康日本21」を中核と
　　する国民の健康づくり・疾病予防をさらに積極的に推進するため，その法的基
　　盤として健康増進法を制定した。これにより「栄養改善法」は廃止され，その
　　内容の多くが健康増進法に引き継がれた。

● **栄養士法**〔昭和22（1947）年12月29日法律第245号〕

　○栄養士の身分，免許，管理栄養士国家試験，養成施設の指定などについて規定
　　されている。

● **調理師法**〔昭和33（1958）年5月10日法律第147号〕

　○調理師に関する定義，免許，届出などを規定する。

● **学校給食法**〔昭和29（1954）年6月3日法律第160号〕

　○目的：学校給食および学校給食を活用した食に関する指導の実施に関し必要な
　　事項を定め，もって学校給食の普及充実および学校における食育の推進を図る
　　こと。

　○学校給食の目標や学校給食実施基準，学校給食栄養管理者，食育の推進などに
　　ついて規定。

● **食品衛生法**〔昭和22（1947）年12月24日法律第233号〕

　○目的：食品の安全性確保のために公衆衛生の見地から必要な規制その他の措置
　　を講ずることにより，飲食に起因する衛生上の危害の発生を防止し，もって国
　　民の健康の保護を図ること。

　○国や都道府県等の役割，食品・食品添加物，器具・容器包装などについて規定。

● **食品安全基本法**〔平成15年5月23日法律第48号〕

　○目的：食の安全性確保に関する国，地方公共団体，食品関連業者の責務，消費
　　者の役割の明確化と施策を総合的に推進する。

　○内閣府に食の専門家で構成される「食品安全委員会」が設置される。「食品健

康影響評価」の実施（リスク評価）と評価に基づき施策を策定（リスク管理），消費者および関係機関との情報交換（リスクコミュニケーション）の3要素からなるリスク分析手法により進められる。

●**食品表示法**〔平成25（2013）年6月28日法律第70号〕
　○目的：販売の用に供する食品に関する表示について，基準の策定その他の必要な事項を定めることにより，その適正を確保し，もって一般消費者の利益の増進を図るとともに，食品衛生法，健康増進法および農林物資の規格化等に関する法律による措置と相まって，国民の健康の保護および増進ならびに食品の生産および流通の円滑化ならびに消費者の需要に即した食品の生産の振興に寄与すること。
　○食品を安全に摂取し，自主的かつ合理的に選択するため食品表示基準を策定。名称，アレルゲン，保存の方法，消費期限，原材料，添加物，栄養成分の量および熱量，原産地その他食品関連事業者等が表示すべき事項，またそれらの事項を表示する際に食品関連事業者等が遵守すべき事項等が規定。

2 保健衛生法規

●**地域保健法**〔昭和22（1947）年9月5日法律第101号〕（p.135，E-b参照）
　○生活者の立場を重視した地域保健の体系整備を主目的とする。
　○都道府県と市町村の保健サービスにおける役割を見直し，保健所・保健センターなどの業務について規定。

●**労働安全衛生法**〔昭和47（1972）年6月8日法律第57号〕（p.154，I-b参照）
　○目的：①労働災害の防止のため，総合的計画的な対策を推進することにより職場における労働者の安全と健康を確保すること，②快適な職場環境の形成を促進すること。
　○労働者に対する保健管理，衛生管理の実施を雇用者に義務付けるなど，労働災害，労働者の健康などについて規定。

●**母子保健法**〔昭和40（1965）年8月18日法律第141号〕（p.141，F-b参照）
　○母性，乳児，幼児の健康の保持増進を図るため，母性，乳児，幼児に対する保健指導，健康診査，医療，その他必要な措置について規定。

●**学校保健安全法**〔昭和33（1958）年4月10日法律第56号〕（p.163，J-c参照）
　○目的：学校における保健管理，安全管理に関し必要な事項を定め，児童，生徒，学生，幼児，職員の健康の保持増進を図り，学校教育の円滑な実施とその成果の確保に資すること。
　○健康診断，健康相談，感染症予防，学校医などについて規定。

●**高齢者の医療の確保に関する法律**〔昭和57（1982）年8月17日法律第80号〕（p.147，G-c参照）
　○目的：国民の老後における健康の保持と適切な医療の確保を図るため，疾病の予防，治療，機能訓練等の保健事業を総合的に実施し，国民保健の向上および老人福祉の増進を図ること。

○平成 20（2008）年に老人保健法が廃止され，同法に改正された。

○基本理念，保健事業の内容，その費用などについて規定。

●**精神保健及び精神障害者福祉に関する法律**〔昭和 25（1950）年 5 月 1 日法律第 123 号〕

○目的：①精神障害者の医療および保護を行い，その社会復帰の促進およびその
自立と社会経済活動への参加の促進のために必要な援助を行うこと，②精神障
害の発生の予防，その他国民の精神的健康の保持および増進に努めること，そ
れによって精神障害者の福祉の増進および国民の精神保健の向上を図ること。

○精神障害者の医療，福祉に関することを規定。精神保健福祉センター，精神障
害者保健福祉手帳，任意入院・医療保護入院などについて。

3 予防衛生法規

●**予防接種法**〔昭和 23（1948）年 6 月 30 日法律第 68 号〕

○目的：①伝染の恐れがある疾病の発生およびまん延を予防するために，予防接
種を行い，公衆衛生の向上および増進に寄与すること。②予防接種による健康
被害の迅速な救済を図ること。

○A 類疾病：発生およびまん延を予防することを目的として，予防接種を行う
疾病（p. 100 参照）

○B 類疾病：個人の発病またはその重症化を防止し，そのまん延の予防を目的
として，予防接種を行う疾病（p. 103 参照）

●**検疫法**〔昭和 26（1951）年 6 月 6 日法律第 201 号〕

○目的：①国内に常在しない感染症の病原体が，船舶・航空機を介して国内に侵
入することを防止する，②船舶・航空機に関してその他の感染症の予防に必要
な措置を講ずる。

●**感染症の予防及び感染症の患者に対する医療に関する法律（感染症法）**〔平成 10
（1998）年 10 月 2 日法律第 114 号〕

○伝染病予防法，エイズ予防法，性病予防法の 3 つを統廃合して制定された
（p. 96，6-E-α 参照）。

○平成 18（2006）年に結核予防法が統合された。

4 環境衛生法規

環境基本法（p. 14，2-A-α-②，p. 16，Column 参照），大気汚染防止法，水質
汚濁防止法，騒音規制法，振動規制法，水道法，下水道法，廃棄物の処理及び清掃
に関する法律（p. 25，2-C-f 参照）などがある。

2 医務衛生法規（医療法）●

医療法〔昭和 23（1948）年 7 月 30 日法律第 205 号〕は，医療を提供する体
制の確保を図り，国民の健康の保持に寄与することを目的としている。

病院，診療所などの定義，開設・管理・整備に関する事項などを規定している。

医療関係者の資格や業務については，医師法，歯科医師法，保健師助産師看護師
法などにより規定されている。

c 地方自治のしくみ；地方自治法

　一定の地域の住民が自ら身近な行政を担うことを地方自治といい，これを運営する組織を地方公共団体（地方自治体）という。国と地方公共団体である都道府県，市町村の行政におけるそれぞれの役割は，地方自治法に定められている。それによると，地方公共団体は，福祉の増進を図ることを基本として，地域における行政を自主的かつ総合的に実施する役割を広く担うものとする（第1条2項）とされている。そのため，地方自治は，住民の直接選挙で選ばれた議会議員と首長によって，運営され，また，住民には議会の解散や首長の解職請求，監査請求など権利が与えられている。

d 都道府県の役割

　都道府県は，市町村を包括する広域の地方公共団体であり，処理する事務は，地方自治法第2条第5項に，①広域にわたるもの（広域事務），②市町村に関する連絡調整に関するもの（連絡調整事務），③その規模または性質において一般の市町村が処理することが適当でないと認められるもの（補完事務）と定められている。各都道府県により異なるが，保健・医療・福祉行政を主管する部局と，環境を主管する部局が置かれ，その下に各課が置かれている。

　衛生行政関連機関としては，保健所，地方衛生研究所などの試験機関，精神保健福祉センターなどが設置されている。また，社会福祉の専門行政機関として，福祉事務所，児童相談所などが設置されている。学校保健行政では，公立学校については教育委員会，私立学校については知事部局がそれぞれ担当している。

e 市町村の役割

　市町村は住民に最も身近な行政機関であり，地域の生活とニーズに沿った対応が図られている。衛生行政については，市町村保健センターが設置され，身近な対人サービスの拠点として機能している。また，住民の健康の保持増進と生活の安定を包括的に支援する地域包括支援センターが設置されている。

f 他職種の役割と連携

　一般衛生行政に係る主な職種はp.137，**表7-12**を参照されたい。

　近年の国民のニーズの変化や保健・医療・介護に係るさまざまな課題に対して的確に対応するために，それぞれの施策間での人的および制度的な連携の構築が重要になっている。

　とりわけ，地域包括ケアの構築，自然災害などの健康危機管理体制の強化，外来および新型インフルエンザなどの感染症予防，食の安全，児童虐待防止，自殺予防などの近々の重要な課題に対応するため，各行政機関の機能の強化とともに，それぞれの職種との連携体制の構築も図られている。

C 医療制度

▶35-12
34-13
33-11

a 医療保険制度◀ ‥‥‥‥‥‥‥‥‥‥‥‥‥‥‥‥‥‥‥‥‥‥‥‥‥‥‥‥‥

医療保険は,疾病や負傷などによって生じる費用の保障を目的としたものである。
その運営は,保険料や患者の自己負担,国庫補助を財源としている。

・保険者：保険事業を運営する母体
・被保険者：保険料を支払い,保険給付の対象となる者
・被扶養者：被保険者によって生計を維持している者

1 日本の医療保険制度の特徴

①国民皆保険制度：すべての国民が何らかの医療保険制度に加入する〔昭和36
(1961)年に実現〕。

②現物給付が原則：被保険者は直接医療機関を受診し治療を受けた際,一部負担金
のみを支払い,残りを医療機関が保険者に請求する。つまり,被保険者は保険者に
直接現金を請求し受け取る(現金給付)のではなく,治療という「現物」を受ける。

③保険医療機関を自由に選択し受診できる。

2 医療保険の種類 (表7-3)

①被用者保険(職域保険)：事業所に勤める者等を被保険者とする健康保険,各種
共済,船員保険。

②国民健康保険：被用者保険の適用を受けない一般地域居住者を被保険者とする。
市町村・特別区が保険者となる。

○ Column | 公費医療制度

保険料を財源とする医療保険制度に加え,社会保障の一環として,税を財源とした公費医療制度による医療給付が行われている(**表**)。その目的は,国家賠償,社会防衛,社会福祉の3つに分けることができる。

表 公費医療制度の目的・給付内容・根拠法

目　的	給付の内容	根拠法
国家賠償	療養の給付,更生医療	戦傷病者特別援護法
	被爆者認定疾病医療	被爆者援護法
	予防接種の健康被害救済措置	予防接種法
社会防衛	1類・2類感染症による入院	感染症法
	新感染症による入院	
	結核の適正医療	
	精神障害者の措置入院	精神保健福祉法
	麻薬中毒者の措置入院	麻薬取締法
社会福祉	生活保護の医療扶助	生活保護法
	障害者の自立支援医療	障害者総合支援法
	結核児童の療養給付	児童福祉法
	小児慢性特定疾病医療費助成	
	未熟児の養育医療	母子保健法
	指定難病医療費助成	難病法

表7-3 医療保険制度の概要

	被用者保険（職域保険）			地域保険	後期高齢者医療制度
制度名	健康保険	各種共済	船員保険	国民健康保険	後期高齢者医療制度
保険者	全国健康保険協会・健康保険組合	共済組合・事業団	全国健康保険協会	市町村・特別区・国民健康保険組合	後期高齢者医療広域連合
対象者	企業に勤める人とその家族	公務員，私立学校教職員	船員	●一般被保険者（無職者や年金生活者などの非雇用者） ●退職被保険者（定年退職者とその家族） ●特定業種の自営業者（弁護士，酒屋，医師，歯科医師，建設業など）	75歳以上の者および65～74歳で一定の障害の状態にあり広域連合の認定を受けた者
医療給付の自己負担金	被保険者・被扶養者：3割負担			一般被保険者，退職被保険者およびその被扶養者：3割負担	1割（現役並み所得者は3割，一定の所得のある者は2割）
	ただし，小学校就学前2割，70歳以上75歳未満は2割負担（現役並み所得者は3割）				
医療保険適用人口の割合	61.8%（令和2年度末） ＊比較的若い年齢層の加入者が多い			23.0%（令和2年度末）	14.4%（令和2年度末）

資料）厚生労働省：医療保険に関する基礎資料

③後期高齢者医療制度：平成20（2008）年4月から高齢者の医療の確保に関する法律に基づき75歳以上の高齢者に対する医療は独立した医療制度によって提供されている。

b 医療施設と医療従事者

1 医療施設

医療施設には，病院，診療所（一般診療所・歯科診療所）がある。**表7-4**に定義，施設数などをまとめた。

2 医療従事者

医療には，さまざまな専門職がかかわっている。それらの資格は，大きく業務独占，名称独占に分けられる。

- ・業務独占：資格を有しない者は当該業務を行うことはできない。医師，薬剤師，看護師，助産師など。
- ・名称独占：資格を有しない者は資格の名称または紛らわしい名称を使用することが禁止されている。管理栄養士，栄養士，介護福祉士，保健師など。

●**医療従事者数の動向**　主な医療従事者数を**表7-5**に示した。医師では，医療施設従事医師の分布状況（人口10万対）が都道府県間でかなりの差がみられ，西日本に多く，関東以北の県で少ない傾向となっている。

◀34-15
33-12

c 医療費◀

1 国民医療費とは

診療額，調剤額，入院時食事療養費，老人訪問看護療養費など，傷病の治療費を指す。正常な妊娠や分娩などに要する費用や，健康診断・予防接種，義眼や義肢な

表7-4　医療施設の種類と数　　　　　　　　　　（令和4年10月1日数）

◀34-14
33-12

	定　義	施設数と傾向
病　院	20床以上の入院施設を有するもの	●8,156施設/病床数1,492,957 ●いずれも減少傾向にある
	①一般病床：下記②～⑤以外の病床	●全病床の59.4%
	②療養病床：主として長期にわたり療養を必要とする患者を入院させるための病床	● 18.7%
	③精神病床：精神疾患を有する者を入院させるための病床	● 21.6%（病床数は減少傾向）
	④感染症病床：感染症法に規定する1類，2類感染症および新感染症の患者を入院させるための病床	● 0.1%
	⑤結核病床：結核の患者を入院させるための病床	● 0.3%（病床数は減少傾向）
診療所	患者を入院させるための施設を有しないもの，または19床以下の入院施設を有するもの	
	一般診療所	●105,182施設/病床数86,436 ●無病床化などにより，無床診療所が増加，病床数は減少
	歯科診療所	● 67,755施設/病床数58 ●施設数は近年横ばい

資料）厚生労働省：医療施設調査・病院報告

表7-5　届出医療関係者数と率（人口10万対）

	実　数	率 （人口10万対）		実　数	率 （人口10万対）
医　師	339,623	269.2	歯科衛生士	145,183	116.2
歯科医師	107,443	85.2	歯科技工士	32,942	26.3
薬剤師	321,982	255.2	あん摩マッサージ指圧師	121,565	97.3
保健師	60,229	48.3	はり師	134,218	107.4
助産師	38,063	30.5	きゅう師	132,205	105.8
看護師	1,311,687	1049.8	柔道整復師	78,827	63.1
准看護師	254,329	203.5			

注）　医師・歯科医師・薬剤師数（令和2年末現在），それ以外は就業者数（令和4年末現在）。
資料）　厚生労働省：医師・歯科医師・薬剤師統計，衛生行政報告例

どの費用は含まれない。

2 国民医療費の動向（図7-1）

○医療費は増加の一途をたどり，昭和53（1978）年度には10兆円を超えた。

○平成12（2000）年度の医療費減少は，介護保険制度の施行により，国民医療費の対象であった費用が一部介護保険の費用に移行したためである。

○令和3（2021）年度は，国民医療費が総額45兆359億円，国民1人当たり医療費が35万8,800円であった。国民医療費の国内総生産（GDP）に対する割合は8.18%であった。

○令和3（2021）年度の国民医療費の総額は，平成28（2016）年度と比較して約2.9兆円増えている。

3 年齢階級別にみた国民医療費

○65歳以上の医療費が約6割を占めている。

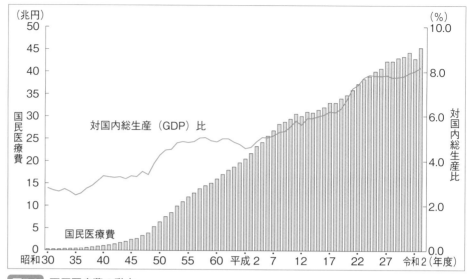

図7-1 国民医療費の動向

資料）厚生労働省：国民医療費

○ 1 人当たりの医療費は，65 歳以上では 65 歳未満の約 4 倍である。

◀33-10 **4 傷病分類別にみた医科診療医療費**（令和 3 年度）◀

・医科診療医療費：「循環器系の疾患」，「新生物〈腫瘍〉」が多い（**図 7 - 2**）

・0 〜 14 歳：「呼吸器系の疾患」が多い

・15 〜 44 歳：「精神および行動の障害」，「新生物〈腫瘍〉」が多い

・45 〜 64 歳：「新生物〈腫瘍〉」，「循環器系の疾患」が多い

・65 歳以上：「循環器系の疾患」，「新生物〈腫瘍〉」が多い（**図 7 - 2**）

d 医療法と医療計画

1 医療法

病院，診療所，助産所の開設と管理に関し必要な事項を定めるとともに，医療施設の施設基準や人的配置基準などを規定している。昭和 23（1948）年 7 月 30 日法律第 205 号。

●**医療法の改正**　医療法は昭和 23（1948）年に定められてから，以下のように

○ Column | **医療経済**

少子高齢化などの社会状況の変化に伴って，医療財源の制約は強まっている。医療にかかわる財源，人員，時間などを，いかに効果的かつ効率的に配分し，適切な医療を提供するかを分析・検討する医療経済学が重要になってきている。医療経済学では，次のような分析・検討を行う。

●医療に関する財源の制度について，分析・検討する。

●医療行為にかかる費用と，医療行為の結果得られる効果，効用，便益について分析・検討する（費用 - 効果分析，費用 - 効用分析，費用 - 便益分析，**表 1 - 6**（p.7）参照）。

医療行為にかかる費用には，入院費・薬剤費などの直接費用のほかに，通院費や家族が看護に費やす時間の費用などの間接費用も考慮に入れる。

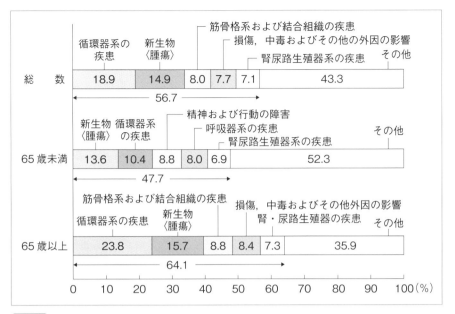

図7-2 傷病分類別医科診療医療費

注）傷病分類は，「ICD-10（2013年版）準拠」による。
「その他」とは，上位の傷病以外の傷病である。
掲載している数値は四捨五入のため，内訳合計が総数と合わないことがある。
資料）厚生労働省：令和4年度国民医療費

改正が行われ医療体制の充実が図られてきた。

・第一次改正〔昭和60（1985）年〕：医療資源の地域的偏在の是正と医療施設の連携の推奨を目指し，都道府県医療計画が行われた。

・第二次改正〔平成4（1992）年〕：医療提供の理念規定の整備や高度の医療を提供する**特定機能病院**の整備等が規定された。

・第三次改正〔平成9（1997）年〕：医療提供に当たり，医療の担い手が適切な説明を行い，受け手の理解を得るよう努めることや，地域のかかりつけ医などを支援する**地域医療支援病院**の制度化について規定された。

・第四次改正〔平成12（2000）年〕：精神病床，感染症病床（伝染病床を改称），

特定機能病院
高度な医療を提供するほか，高度の医療技術の開発，評価を行う。厚生労働大臣の承認が必要で，大学病院，国立がんセンターなど88施設が承認されている（2022年12月1日現在）。

地域医療支援病院
ほかの病院・診療所から紹介された患者に対して医療を提供する。また，施設，設備の共同利用や，救急医療を行う。都道府県知事の承認が必要である。

○ Column | **医薬分業**

① **医薬分業とは**

　　外来診療において，病院や診療所といった医療機関が直接患者に投薬するのではなく，医師が処方箋を交付し，患者が薬局において医薬品の交付を受けること。

② **医薬分業のメリット**

● 「かかりつけ薬局」に薬歴が管理されることにより，重複投薬や相互作用の発生の抑制ができること。
● 薬剤師の服薬指導により，医薬品の適正な使用，患者の安全確保が図れることなど。

③ **医薬分業の現状**

● 医薬分業率（全処方箋に占める分業による処方箋の割合）：処方箋料の引き上げなどにより近年急激に上昇がみられる。令和4年度は76.6%。都道府県によって格差が存在する。
● 現実には「かかりつけ薬局」による調剤，提供というよりも，医療施設に近接する薬局での調剤，提供が多いといわれ，医薬分業のメリットを活かしきれていないとの指摘もされている。

結核病床以外の「その他の病床」を一般病床と療養病床に区分することなどが規定された。

- ・第五次改正〔平成18（2006）年〕：患者の視点に立った質が高く効率的な医療提供体制の構築を基本理念として，都道府県による医療情報の提供制度の創設や**医療安全支援センター**の法制化等を通じた医療安全の獲得等が規定された。
- ・第六次改正〔平成26（2014）年〕：医療の効率化と機能分化を推進するため，病院・病床の機能分化，在宅医療の推進，特定機能病院の承認の更新制の導入，医療スタッフの人材確保，チーム医療の推進，医療事故の原因究明・再発防止のための調査の仕組みの整備などが規定された。
- ・第七次改正〔平成27（2015）年〕：医療機関相互の機能分化と業務連携を推進し，地域医療，地域包括ケアの充実を図る目的で**地域医療連携推進法人**の認定制度が創設された。
- ・第八次改正〔平成29（2017）年〕：ゲノム医療の実用化に向けた検査の精度管理基準の明確化，特定機能病院のガバナンス体制の強化，医療機関の広告の規制強化とウエブサイト等の適正化などが図られた。
- ・第九次改正〔平成30（2018）年〕：地域間の医師の偏在を解消するため，都道府県における医師の確保に関する実施体制が強化されるとともに，臨床研修病院の指定権限と研修医定員の決定が都道府県へ移譲された。
- ・令和3（2021）年改正：良質かつ適切な医療を効率的に提供する体制の確保のため，長時間労働の医師の労働時間短縮および健康確保のための措置の整備，医療関係職種の業務範囲の見直し，新興感染症等の感染拡大時における医療提供体制の確保に関する事項の医療計画への位置付けなどが行われた。

◀1 36-13
34-14

② 医療計画 ◀1

国民の医療需要の多様化，高度化を踏まえ，適切な医療資源の配置や地域医療の体系的な整備の推進を目的として，医療計画の作成が法制化された。医療計画は厚生労働大臣が定める医療提供体制の確保に関する基本方針に即して，都道府県が各地域の医療の現状に応じて主体的に作成する。また，計画期間である6年（在宅医療その他の必要な事項については3年）ごとに，達成状況を踏まえて，必要があるときは計画を見直すこととされている（**表7-6**）。

◀2 37-14

ⓔ 保険者の役割とデータヘルス計画 ◀2 ....

平成20（2008）年度から行われている特定健康診査・特定保健事業は，レセプトの電子化，健診データの電子的標準化が実現し，全国どこで特定健診を受けても，基本項目はすべて同じで，健診結果も全国で同じ様式で電子的に保険者に蓄積されることになった。保険者は，これらの健康・医療情報を活用してPDCAサイクルに沿った効果的かつ効率的な保健事業を展開するため，保健事業の実施計画（データヘルス計画）を策定し，実施することが平成26（2014）年度から行われている。データヘルス計画は，被保険者の健康増進や疾病予防，重症化予防，医療費適正化

医療安全支援センター
各都道府県，保健所設置区，二次医療圏ごとに設置が進んでいる。医療に関する患者，住民の苦情，心配や相談の対応，医療機関，患者，住民に対して医療安全に関する助言，情報提供などを行う。

地域医療連携推進法人
医療機関や介護施設などを運営する法人の枠を超え，地域での医療機能の分担や連携を進める目的で複数の設立母体が作る法人制度。

表7-6 医療計画の内容

①がん，脳卒中，急性心筋梗塞等の心血管疾患，糖尿病および精神疾患（5疾病）の治療または予防に係る事業に関する事項 ②次に掲げる医療の確保に必要な事業（6事業）に関する事項：救急医療，災害時における医療，へき地の医療，周産期医療，小児医療（小児救急医療を含む），新興感染症発生・まん延時における医療その他疾病の発生状況等に照らして都道府県知事が特に必要と認める医療 ③①および②の事業の目標に関する事項 ④①および②の事業に係る医療連携体制（医療提供施設相互間の機能分担および業務連携を確保するための体制）に関する事項 ⑤④の医療連携体制における医療機能に関する情報提供の推進に関する事項 ⑥居宅等における医療（在宅医療）の確保に関する事項 ⑦次に掲げる地域医療構想に関する事項 　ア　構想区域における病床機能ごとの将来の病床数の必要量 　イ　構想区域における将来の在宅医療等の必要量	⑧地域医療構想の達成に向けた病床の機能分化および連携の推進に関する事項 ⑨病床の機能に関する情報の提供の推進に関する事項 ⑩外来医療に係る医療提供体制の確保に関する事項 ⑪医師の確保に関する次に掲げる事項 　ア　二次医療圏および三次医療圏における医師の確保の方針 　イ　二次医療圏において確保すべき医師の数の目標 　ウ　三次医療圏において確保すべき医師の数の目標 　エ　イおよびウに掲げる目標の達成に向けた医師の派遣その他の医師の確保に関する施策 ⑫医療従事者（医師を除く）の確保に関する事項 ⑬医療の安全の確保に関する事項 ⑭地域医療支援病院の整備目標等，医療機能を考慮した医療提供施設の整備目標に関する事項 ⑮二次医療圏（**表7-7**参照）の設定に関する事項 ⑯三次医療圏（**表7-7**参照）の設定に関する事項 ⑰基準病床数に関する事項 ⑱その他医療を提供する体制の確保に関し必要な事項

表7-7 医療圏と医療の内容

一次医療圏	●区域の規定はない。 ●通常の疾病，傷害の診断，治療，健康管理など
二次医療圏 （335圏域／令和3年10月現在）	●広域市町村（日常生活圏） ●一般の医療（入院も含む）の提供の確保を図る区域 ●適正な病床数の整備を図るべき地域的単位としての区域*。人口が各県で異なるため，規模にバラツキが出る。 　→医療圏ごとの格差が問題となる。
三次医療圏 （北海道の6圏域を除いて，各都府県1圏域）	●高度先進技術を必要とする特殊な医療を提供するための体制整備を図るべき地域単位 ●複数の二次医療圏を合わせた区域

注）*医療計画で設定されるのは，二次医療圏と三次医療圏である。

などにおいて，重要な役割を果たしている。

　総括的なマネジメントを担うべき医師・保健師・管理栄養士は，データヘルス計画において重要な役割を果たすことが期待されており，管理栄養士が積極的に関与することの意義は大きい。

D 福祉制度

ⓐ 福祉制度の概要と関連法規；児童福祉法，身体障害者福祉法，知的障害者福祉法，障害者総合支援法，老人福祉法

1 社会福祉の概念

　社会福祉は，生活困窮者，障害者，児童，ひとり親，高齢者など社会的弱者に対

して，自立した生活を促すために行われるさまざまな支援のことであり，日本国憲法第 25 条に社会保障，公衆衛生とともに国民の生存権を保障する制度として捉えられている。

わが国の社会福祉制度の基本的な枠組みは，社会福祉法（昭和 26 年制定の社会福祉事業法が平成 12 年に題名改正）に規定されている。この法律は，福祉サービスの利用者の利益の保護および地域における社会福祉の推進，社会福祉事業の適正な実施の確保等を目的としており，都道府県，市町村の**福祉事務所**，社会福祉協議会の設置ならびに社会福祉事業などを定めている。

- **児童福祉** 児童福祉法により，18 歳未満のすべての児童を対象としており，児童福祉施設の設置・管理および入所措置，要保護児童の療育，児童虐待対策などが行われている。児童福祉の第一線機関は**児童相談所**で，都道府県，指定都市に設置が義務づけられている。

- **高齢者福祉** 老人福祉法により，65 歳以上の高齢者を対象としている。高齢者に対する介護等の福祉サービスは，介護保険法にもとづいておこなわれているが，やむを得ない理由で介護保険が利用できない高齢者に対して，福祉の措置としてサービスが提供されている。

- **生活保護** 生活保護法により，低所得者などの生活困窮者を対象に，生活，住宅，教育，介護，医療，出産，生業，葬祭の 8 つの扶助が行われている。このうち医療，介護は現物給付で，ほかは現金給付となっている。

- **母子・父子・寡婦福祉** 母子および父子ならびに寡婦福祉法により，ひとり親家庭ならびに，夫と離婚または死別した独身女性に対して，資金の貸付，就業支援，公営住宅の供給などが行われている。

2 福祉関連法規[*]

- **児童福祉法**〔昭和 22（1947）年 12 月 12 日法律第 164 号〕 18 歳未満の健常児・障害児への療育指導，育成医療の給付など。

- **身体障害者福祉法**〔昭和 24（1949）年 12 月 26 日法律第 283 号〕 身体障害者の更生と保護を行うことにより，その福祉の増進を図ることを目的としている。

- **知的障害者福祉法**〔昭和 35（1960）年 3 月 31 日法律第 37 号〕 知的障害者の自立と社会経済活動への参加を促進するため，知的障害者を援助するとともに必要な保護を行い，福祉を図ることを目的としている。

- **障害者総合支援法**〔平成 17（2005）年 11 月 7 日法律第 123 号〕 障害者および障害児が日常生活または社会生活を営むことができるよう，必要な障害福祉サービスに係る給付，地域生活支援事業その他の支援を総合的に行う。

- **老人福祉法**〔昭和 38（1963）年 7 月 11 日法律第 133 号〕 65 歳以上の高齢者への老人ホーム等の設置や在宅福祉，心身の健康保持，生活安定のための措

福祉事務所
都道府県および市（特別区を含む）は設置が義務づけられている福祉行政の担う第一線機関（町村は任意）。都道府県の福祉事務所は生活困窮者，児童，高齢者，身体・知的障害者などに対して，生活上の相談をはじめ援護，育成，更生などの措置を行っている。

児童相談所
児童福祉司，児童心理司，医師または保健師などが配置され，相談をはじめ児童とその保護者への指導，児童の一時保護，里親支援等の業務を行っている。

（補足）[*]福祉三法と六法：生活保護法，児童福祉法，母子及び父子並びに寡婦福祉法を福祉三法，これに老人福祉法，身体障害者福祉法，知的障害者福祉法を加えて福祉六法と呼ばれている。

置など。

●**生活保護法**〔昭和 25（1950）年 5 月 4 日法律第 144 号〕　生活困窮者への扶助など。

●**母子及び父子並びに寡婦福祉法**〔昭和 39（1964）年 7 月 1 日法律第 129 号〕
母子家庭および寡婦の生活の安定と向上のために必要な措置など。

③ 社会福祉施設

　社会福祉に係る施設は，**表7-8**に示す通り，福祉関連法規に基づく施設であり，高齢者，子ども，母子・父子，障害のある人々等に福祉サービスを提供する施設の総称である。対象者に対し，自立してその能力を発揮できるよう，必要な日常生活の支援，技術の指導を行う施設や，相談や一時保護などを行う施設などがある。

④ 障害者福祉施設

　障害者総合支援法に基づく施設としては，障害につき施設入所支援を行うとともに，施設入所支援以外の施設障害福祉サービスを行う施設である障害者支援施設，障害者を通わせ，創作的活動または生産活動の機会の提供，社会との交流の促進その他の厚生労働省令で定める便宜を供与する福祉サービスを行う地域活動支援センター，現に住居を求めている障害者に，低額な料金で，居室その他の設備を利用させるとともに，日常生活に必要な便宜を供与する施設である福祉ホームなどがある。

　また，身体障害者福祉法に基づく障害者社会参加施設として，無料または低額な料金で，身体障害者に関する各種の相談に応じ，身体障害者に対し，機能訓練，教養の向上，社会との交流の促進およびレクリエーションのための便宜を総合的に供与する施設である障害福祉センターのほか，補装具製作施設，盲導犬訓練施設，視聴覚障害者情報提供施設（点字図書館，点字出版施設を含む）などがある。

寡婦
夫と死別している，もしくは夫と離婚した後婚姻をしていない，または，夫の生死が明らかでない者。法律用語として使われることが主であり，所得税法でさらに詳しく定義される。

表7-8 主な社会福祉施設

老人福祉施設（老人福祉法）	老人デイサービスセンター，老人短期入所施設，養護老人ホーム，特別養護老人ホーム，軽費老人ホーム，老人福祉センター，老人介護支援センター
保護施設（生活保護法）	救護施設，更生施設，医療保護施設，授産施設，宿泊提供施設
児童福祉施設（児童福祉法）	助産施設，乳児院，母子生活支援施設，保育所，幼保連携型認定こども園，児童厚生施設，児童養護施設，障害児入所施設，児童発達支援センター，児童心理治療施設，児童自立支援施設，児童家庭支援センター
母子・父子福祉施設（母子及び父子並びに寡婦福祉法）	母子・父子福祉センター，母子・父子休養ホーム
婦人保護施設（売春防止法，配偶者暴力防止法）	婦人保護施設，婦人相談所，配偶者暴力相談支援センター
障害者支援施設等（障害者総合支援法）	障害者支援施設，地域活動支援センター，福祉ホーム
障害者社会参加施設（身体障害者福祉法）	身体障害者福祉センター，補装具製作施設，盲導犬訓練施設，視聴覚障害者情報提供施設（点字図書館，点字出版施設を含む），など

b 社会福祉

1 福祉制度の概要

わが国の福祉制度は昭和 21（1940）年の日本国憲法公布以降，整備されてきた。

戦後直後に深刻化した戦傷による障害者，戦争孤児および生活困窮者への救済を目的として，生活保護法（旧法）（昭和 21 年），児童福祉法（昭和 22 年），身体障害者福祉法（昭和 24 年），が相次いで制定された（p.118，**表 7 - 2** 参照）。生活保護法は，その後，日本国憲法の理念を基にした生活保護法（新法）が制定された。

昭和 30 年代に入ると，精神薄弱者福祉法（昭和 35 年，現在は知的障害者福祉法），老人福祉法（昭和 38 年），母子福祉法（昭和 39 年，現在は母子及び父子並びに寡婦福祉法）が制定された。昭和 40 年代には，児童手当の創設，老人医療費の無料化，高額療養費制度が創設されたが，その後，経済の低成長と人口の高齢化を迎え，福祉制度の財政的な見直しが行われるに至った。昭和 45（1970）年には障害の種別を超えた「心身障害者対策基本法」が成立，その後，ノーマライゼーションの理念の社会的な広がりとあいまって，1993（平成 5）年には同法の改正により，障害者施策の基本理念を定めた「障害者基本法」が制定された。

平成 9 年の介護保険法の制定を契機に，福祉サービスの提供が措置制度から支援費制度に移行した。また，平成 16 年には，これまで障害者福祉の対象となっていなかった自閉症，アスペルガー症候群，学習障害，ADHD（注意欠陥多動性障害）などの発達障害の支援を目的とした発達障害者支援法が制定された。

c 障害者福祉 ◀

◀35-14
33-13

わが国の障害者福祉は，障害者基本法に基づき，障害者のための保健，医療，福祉，雇用，教育，就労等の施策に関する中長期的な計画を定めた障害者基本計画に基づいて行われてきた。平成 23（2011）年に同法の改正が行われ，平成 25（2013）年には，障害者差別解消法の制定されたことを踏まえて，差別の解消および権利擁護の推進を含めた多面的な施策により，すべての国民が障害の有無によって分け隔てられることなく相互に人格と個性を尊重し合いながら共生する社会の実現に向けた取り組みも行われている。現在では，障害者の自立と社会参加，共生社会の実現を基本理念とした「第 5 次障害者基本計画」（令和 5 ～ 9 年度）が進められている。

障害者への福祉サービスについては，障害の種類（身体，知的，精神）によって異なっていた各種福祉サービスを一元化した障害者自立支援法が平成 17（2005）年に成立し，翌年施行された。これによって従来の複雑な福祉サービス体系が「障害者福祉サービス（介護給付，訓練等の給付）」と「地域生活支援事業」に再編された。しかし，従来の応能負担を定率負担（応益負担）にしたことによる批判を受け，廃止を含めて検討された結果，平成 24（2012）年に，「障害者自立支援法」の一部を改正し，また法律名も「障害者総合支援法」に変更され，平成 26（2014）年から全面施行されている。

本改正によって障害者の範囲に難病等を加えるとともに，所得に応じた利用負担とする応能負担を原則とするなど，支援の拡大と充実が図られた。

また，障害の多様な特性，その他の心身の状態に応じて，必要とされる標準的な支援の度合いである障害支援区分が示されている。

●**障害者総合支援法の概要**　　障害者が給付を受けようとする場合は，市町村に申請する。市町村は①障害者の心身の状況，②社会活動や介護者，住居棟の状況，③サービスの利用意向，④訓練，就労に関する評価を把握し，支給決定を行う。給付認定が受けられると，以下の「自立支援給付」と「地域生活支援事業」が利用できる。

●**自立支援給付**

・介護給付：居宅介護（ホームヘルプ），重度訪問介護，行動援護など

・訓練等給付：自立訓練，就労移行支援，就労継続支援など

・自立支援医療：更生医療（18 歳以上の身体障害者），育成医療（18 歳未満の身体障害者），精神通院医療など

●**地域生活支援事業**　　相談支援，コミュニケーション支援，移動支援など

d 在宅ケア，訪問看護

1 在宅ケア

医療や介護を必要とする者であっても，病院への入院や施設への入所よりも住み慣れた自宅で過ごしたいという人が多い。令和 4（2022）年厚生労働省「人生の最終段階における医療・ケアに関する意識調査」では，1 年以内に死に至ると考えたとき自宅での療養希望者が 43.8％であった。

わが国は，平成 18（2006）年の医療法の改正により**在宅療養支援診療所**を創設し，24 時間体制で対応が可能な在宅療養所の整備を進めている。また，介護では，居宅サービスを受けようとする者は，居宅サービスプランを作成してもらうこともできるようになった。介護の居宅サービスには予防給付と介護給付があり，要介護状態に応じて訪問サービス，通所サービス等が受けられるようになっている。

2 訪問看護

訪問看護は昭和 40（1965）年ごろから実施されてきたが，平成 4（1992）年に在宅の寝たきり高齢者に対して指定訪問看護事業所（訪問看護ステーション）から看護サービスが提供できる老人訪問看護制度が創設された。さらに，平成 6（1994）年から健康保険法等の改正により訪問看護制度がつくられ，訪問看護はすべての年齢の在宅療養者に適用されるようになった。この訪問看護は，利用者が可能な限り居宅において能力に応じて自立した日常生活を送れるよう療養生活を支援し，心身の機能の維持回復を目指している。平成 12（2000）年の介護保険法の施行に伴い，訪問看護は居宅サービスの一つとして位置付けられ，介護保険からの給付が行われるようになった。令和 5（2023）年 4 月現在，訪問看護ステーションは全国で 15,697 か所稼働している。

在宅療養支援診療所，在宅療養支援病院
地域における患者の在宅療養の提供を主とし，緊急時の連絡体制および 24 時間往診できる体制を確保し，厚生労働大臣の定める基準に適合している医療機関。

また，平成 24（2012）年の診療報酬改定で，主治医が介護保険の指定居宅サービス事業者または健康保険の指定訪問看護事業者の訪問看護の必要性を認め，患者の同意を得た上で，患者が選択する訪問看護ステーションに訪問看護指示書を交付した場合に，訪問看護指示料 300 点が算定できることとなった。

平成 26（2014）年の診療報酬改定では，在宅医療を推進するため，24 時間対応，ターミナルケア，重症度の高い患者の受け入れ，居宅介護支援事業所を設置する等の機能の高い訪問看護ステーションの評価がなされた。

E　地域保健

a　地域保健活動の概要

地域とは，一定の環境や特徴を共有する人々の集まりであり，社会生活を営む一単位の集団として捉えられる。地域で生活する人々の状況やニーズを的確に把握しながら，健康で快適な生活を確保するために行われる活動を地域保健活動という。

地域保健に係る活動は地域保健法に基づいて行われている。同法に規定されている「地域保健対策の推進に関する基本的な指針」は，保健所，市町村保健センター等各機関とのネットワーク形成の推進，地域の特性とソーシャルキャピタルを活用した住民との協働など，地域保健対策を総合的かつ円滑に推進するための基本的な指針である。本指針は平成 6（1994）年に策定されて以来，社会状況の変化と地域の人びとの実態に対応して改正が行われてきた。直近では，新型コロナウイルス感染症の感染拡大をうけて，令和 4（2022）年に広域的な感染症の蔓延に備えた危機管理体制の強化などの一部改正が行われ，現在に至っている（**表7-9**）。

ソーシャルキャピタル
人々の協調行動を活発にすることによって社会の効率性を高めることができるとの考えから生れた「信頼」，「社会規範」，「ネットワーク」といった社会関係資本を意味する概念。

b　地域保健法

○平成 6（1994）年に保健所法から地域保健法に改正。

○目的：急速な高齢化の進展，保健医療を取り巻く状況の変化等に即応し，地域の特性および社会福祉等の関連施策との有機的な連携に配慮した総合的な施策によって，地域における公衆衛生の向上および増進を図り，地域住民の健康を保持・増進すること。

表7-9 地域保健対策の推進に関する基本的な方向（令和 5 年 3 月）

1.　地域における地域保健対策の推進 　①自助および共助の支援の推進 　②住民の多様なニーズに対応したきめ細かなサービスの提供 　③地域の特性をいかした保健と福祉の健康なまちづくり 　④医療，介護，福祉等の関連施策との連携強化 　⑤快適で安心できる生活環境の確保
2.　地域における健康危機管理体制の確保 　①健康危機管理体制の確保 　②大規模災害への備え 　③広域的な感染症のまん延への備え 　④地域住民への情報提供，知識の普及等 3.　科学的根拠に基づいた地域保健の推進 　①科学的根拠に基づく地域保健対策に関する計画の策定と実施 　②計画の評価と公表の推進 4.　国民の健康づくりの推進

○保健所と市町村保健センターの役割分担が明確化された。その連携・協働による地域保健活動の実施が望まれる。

C 保健所と従事者

◀37-15
36-12
33-14

住民・地域の公衆衛生の向上と健康の維持・増進を目的とする地域保健行政の中心的機関である。保健所は都道府県，指定都市（政令で指定する人口50万人以上の市），中核市（政令で指定する人口20万人以上の市），特別区（23区）が設置することになっており，令和5（2023）年4月現在，全国に468か所の保健所が設置されている。

●**保健所の業務**　保健所の業務は地域保健法第6条に規定されており（**表7-10，7-11**），対人保健と対物保健に大別される。市町村保健センターと対比して，主に広域的に行うべき業務や専門的技術を要する業務を担う第一線の総合的保健衛生行政機関である。

○対人保健

　・感染症対策：健康診断，予防接種，訪問指導など

　・エイズ・難病対策：個別カウンセリング事業，エイズ相談，難病医療相談など

表7-10 **保健所の主な業務**

①地域保健に関する思想の普及と向上に関する事項	⑨歯科保健に関する事項
②人口動態統計その他地域保健に係る統計に関する事項	⑩精神保健に関する事項
③栄養の改善と食品衛生に関する事項	⑪治療方法が確立していない疾病その他の特殊の疾病により長期に療養を必要とする者の保健に関する事項
④住宅，水道，下水道，廃棄物の処理，清掃その他の環境の衛生に関する事項	⑫エイズ，結核，性病，伝染病その他の疾病の予防に関する事項
⑤医事と薬事に関する事項	⑬衛生上の試験と検査に関する事項
⑥保健師に関する事項	⑭その他地域住民の健康の保持と増進に関する事項
⑦公共医療事業の向上と増進に関する事項	
⑧母性，乳幼児，老人の保健に関する事項	

表7-11 **保健所と市町村保健センターの位置付けと役割**

	保健所	市町村保健センター
根拠法	地域保健法	地域保健法
設　置	都道府県，政令指定都市，中核市，特別区	市町村
所長の条件	原則，医師（医師が困難な場合は，医師でない技術吏員）	医師である必要はない
職　員	医師，歯科医師，獣医師，薬剤師，保健師，診療放射線技師，臨床検査技師，管理栄養士，栄養士など	保健師が中心，看護師，管理栄養士，栄養士など
位置付け	地域保健行政の中心機関	市町村レベルにおける健康づくりを推進する場
業務の特徴	指導的業務・行政事務的業務を行う（情報の収集・分析，統計調査の実施，市町村への専門的・技術的支援，健康危機管理の拠点など）	利用頻度の高い対人保健サービスが中心（乳幼児健診，歯科検診，予防接種，がん検診，健康相談，各種市町村計画への参画）
対人サービスの特徴	専門的・広域的	一般的・地域的（地域住民に身近なサービス）

・精神保健対策：精神保健福祉相談，精神保健訪問指導，医療・保健に関する事務など

・母子保健対策：未熟児に対する訪問指導，養育医療等の給付など

○対物保健サービス

・食品衛生対策：飲食店等営業許可，営業施設の監視・指導など

・生活衛生対策：生活衛生関係事業所に対する営業の許可，届出，立入検査など

・医療監視：病院，診療所等への立入検査など

・企画調整：普及啓発，衛生統計，健康相談など

保健所には，医師や歯科医師，薬剤師，獣医師，保健師，管理栄養士，栄養士，臨床検査技師，食品衛生監視員などの専門職が配置されている。各専門領域における知識や技術を活かすとともに，相互の連携，ネットワークの構築，活用が多様化，広域化する地域の公衆衛生活動には欠かせないものとなってきている。

◀36-12
35-13

d 市町村保健センターと従事者

市町村保健センターは，地域住民に身近な対人保健サービスを総合的に行う拠点であり，その業務は地域保健法第18～20条に規定されている（表7-11）。令和5（2022）年4月現在，全国に2,419か所が設置されている。

●**主な業務内容**　母子保健，歯科保健，成人・高齢者保健に係る健康相談，保健指導，健康診査，そのほか地域保健に関し必要な事業などである。

●**従事者**　市町村保健センターには，保健師，看護師，管理栄養士または栄養士などが配置されている。

平成24年7月に「地域保健対策の推進に関する基本的な指針」の一部改正に伴い，市町村保健センターは運営に当たり，地域のNPO，民間団体等に係るソーシャルキャピタルを活用した事業の展開に努めること，また，市町村健康づくり推進協議会および検討協議会の運営に当たっては，学校および企業等との連携および協力を図るとともに，地域のNPO，民間団体等に係るソーシャルキャピタルの核である人材の参画も得て，地域の健康課題を共有しながら地域保健対策を一体的に推進することが望ましいことなどが追加された。

Column ｜ 健康増進施設

厚生労働省は，昭和63（1988）年3月の公衆衛生審議会「運動等を通じて健康づくりを行う施設（健康増進施設）の在り方について」を踏まえ，健康増進施設認定制度を設けている。認定施設は次の通り。

①**運動型健康増進施設**：健康増進のための運動を安全かつ適切に行える施設

②**温泉利用型健康増進施設**：健康増進のための温泉利用および運動を安全かつ適切に実施できる施設

③**温泉利用プログラム型健康増進施設**：温泉利用を中心とした健康増進のための温泉利用プログラムを有し，安全かつ適切に行うことのできる施設

①が343か所（令和5年10月現在），②が18か所（令和5年10月現在），③が25か所（令和5年10月現在）設置されている。疾病治療のため，医師の温泉療養指示書または運動療法処方箋に基づき，上記施設を利用し温泉療法または運動療法を実施した場合は，施設の利用料金は医療費控除の対象となる。

表7-12 主な保健・医療・福祉・介護従事者の業務など

職　種	主な役割・業務
医　師	医療と保健指導をつかさどる。公衆衛生の向上と増進に寄与する。
歯科医師	歯科医療と保健指導をつかさどる。公衆衛生の向上と増進に寄与する。
看護師	傷病者，褥婦の療養上の世話，診療の補助を行う。
薬剤師	医師，歯科医師，獣医師の作成した処方箋に基づく調剤，医薬品の供給を行う。
保健師	保健指導や疾病者の療養上の指導を行う。
助産師	助産または妊婦・褥婦・新生児の保健指導，診療補助を行う。
理学療法士（PT）	身体に障害のある者に対し，主にその基本的動作能力の回復を図るため，治療体操などの運動療法，電気刺激・マッサージ・温熱等の物理的手段を加えた物理療法を行う。
作業療法士（OT）	身体・精神に障害のある者に対し，主に応用的動作能力や社会的適応能力の回復を図るための作業を行わせる。
言語聴覚士（ST）	音声，言語機能または聴覚に障害のある者についてその機能の維持・向上を図るため，訓練・助言・指導を行う。
介護福祉士	身体・精神上の障害により日常生活を営むのに支障がある者に，日常生活における介護（入浴・排泄・食事など）や介護に関する指導を行う。
社会福祉士	身体・精神上の障害または環境上の理由により，日常生活を営むのに支障がある者の福祉に関する相談に応じ，助言や指導，援助を行う。
精神保健福祉士	精神障害者の社会復帰の相談，助言や指導，援助を行う。
管理栄養士	傷病者の療養に必要な栄養の指導や個人の身体状況，栄養状態などに応じた高度の専門的知識および技術を要する健康の保持増進のための指導を行う。
介護支援専門員	介護保険制度に基づき要介護者の状況に応じたケアプランの作成や，介護サービス提供機関との連絡調整，要介護認定の申請を行う。
訪問介護員	要介護者の家庭を訪問し，食事，排泄，掃除，買い物などの介護サービスを行う。1〜3級まである。

e 地域における資源と連携

1 保健・医療・福祉・介護従事者の役割

表7-12に主な保健・医療・福祉・介護従事者の役割などをまとめた。医療関係の従事者数については，表7-5（p. 125）参照。

2 連携

○高齢化や医療・保健サービスへのニーズの多様化などを背景に，多職種間の連携や情報交換が重要となってきている。

○介護保険制度では，医療サービスと福祉サービスの両方が対象となっていることからも，介護支援専門員による調整など，その連携が重要である。

○医療の場においては，医師間，医師と看護師，その他関連職種が協力・連携し，各スタッフの専門的な能力を発揮することで患者にとって最良の医療を提供することが求められており，このようなチーム医療の取り組みが広がりつつある。

また，民間の活力を重視することも必要である。例えば，子育て支援に関しては，愛育班や母親クラブ，母子保健推進員，育児グループ，サークル，さらには子育てネットワーク等があり，子育て中の父や母に対する支援を推進している。

表7-13　保健所が対応すべき健康危機管理の分野

①原因不明の健康危機管理	⑤感染症	⑨医療品，医療機器等安全
②災害有事，重大健康危機	⑥結核	⑩食品安全
③医療安全	⑦精神保健	⑪飲料水安全
④介護等安全	⑧児童虐待	⑫生活環境安全

f　地域における健康危機管理；自然災害，感染症，食中毒

　健康危機管理とは，医薬品，食中毒，感染症，飲料水その他何らかの原因により生じる国民の生命，健康の安全を脅かす事態に対して行われる健康被害の発生予防，拡大防止，治療等に関する業務と定義されている。薬害エイズや食品の汚染等を契機に，平成9（1997）年，厚生労働省は，健康危機管理対策室を設置するとともに，健康危機管理基本指針等を策定した。平成13年（2001）年には，「地域保健対策の推進に関する基本的な指針」において，保健所が地域の健康危機管理の拠点として位置づけられ，また，「地域における健康危機管理について～地域健康管理ガイドライン～」が規定されるなど危機管理体制の強化が図られている。（**表7**-13）。

F　母子保健

a　母子保健の概要

1　母子保健の目的

　「母性並びに乳児および幼児の健康の保持および増進を図るため，母子保健に関する原理を明らかにするとともに，母性並びに乳児および幼児に対する保健指導，健康診査，医療その他の措置を講じ，もって国民保健の向上に寄与する」（母子保健法第1条）。

　母子保健は生涯を通じた健康の出発点であり，次世代を健やかに育てるための基盤となるものである。

2　母子保健の現状と水準

　日本の母子保健の現状は3-C-f（p.38）を参照。日本の母子保健の水準は世界のトップクラスとなっているが，課題も残されているため，現在も下記のような母子保健事業による取り組みが行われている。

3　母子保健対策の歴史

　日本の母子保健対策の歴史を**表7**-14にまとめた。

◀33-15

4　母子保健対策の現状◀

周産期
出産前後の期間のこと。ICD-10（疾病および関連保健問題の国際統計分類，第10版）では妊娠22週から出生後7日未満と定義されている。

　日本の母子保健対策は，思春期から妊娠，出産，**周産期**，育児期，新生児期，乳幼児期を通じて一貫した体系のもとに進められている（**図7**-3）。

　大きな柱として，①健康診査，②保健指導，③療養援護等，④医療対策がある。

●**健康診査**　疾病や異常の早期発見（二次予防）とともに，リスクの早期発見に

表7-14 主な母子保健施策の歴史

昭和22(1947)年	●児童福祉法公布
昭和36(1961)年	●新生児訪問指導，3歳児健康診査実施
昭和40(1965)年	●母子保健法公布
昭和52(1977)年	●1歳6カ月児健康診査，先天性代謝異常のマス・スクリーニングの実施
平成 6(1994)年	●母子保健法改正→より身近な母子保健サービスの提供を目指す ●エンゼルプラン策定
平成 8(1996)年	●不妊専門相談センター事業
平成 9(1997)年	●子どもの心の健康づくり対策事業 ●各市町村における母子保健計画の策定などにより，身近で頻度の高い 　母子保健サービスの実施主体が市町村となる
平成10(1998)年	●乳幼児健康支援一時預かり事業実施
平成11(1999)年	●新エンゼルプラン策定　　●周産期医療ネットワーク
平成12(2000)年	●健やか親子21策定
平成15(2003)年	●次世代育成支援対策推進法成立　　●少子化社会対策基本法成立 ●神経芽細胞腫検査事業の休止決定
平成16(2004)年	●子ども・子育て応援プラン策定
平成17(2005)年	●健やか親子21中間評価
平成22(2010)年	●子ども・子育てビジョン策定　　●健やか親子21第2回中間報告
平成24(2012)年	●子ども・子育て支援法成立
平成25(2013)年	●未熟児養育医療および未熟児訪問指導の市町村への権限委譲
平成26(2014)年	●健やか親子21最終評価報告　　●健やか親子21（第2次）検討会報告
平成27(2015)年	●健やか親子21（第2次）開始
平成28(2016)年	●子育て世代包括支援センター法定化（平成29年4月1日施行）
平成30(2018)年	●成育基本法公布
令和元(2019)年	●子ども・子育て支援法改正（幼児教育・保育の無償化）

よる疾病などの発生予防（一次予防）のための保健指導に結び付ける機会として重要である。

○市町村が定めた方法による健康診査，必要に応じて精密検査を受けることができる。

○幼児については，1歳6か月児健康診査，3歳児健康診査が市町村で行われる（p. 141，F-d参照）。

○その他，B型肝炎母子感染防止対策や先天性代謝異常等検査などの対策。

●**保健指導**　妊娠，出産，育児に関する必要な保健指導が，医師，助産師，保健師による訪問指導の形で市町村を中心に行われている。

・妊娠女性・乳児：市町村への妊娠届の提出により母子健康手帳が交付される（p. 141，F-c参照）。

・妊産婦：保健衛生面に加え，家庭環境や生活環境など妊産婦の健康の保持・増進に関する日常生活全般への指導・助言が妊産婦とその家族に行われる。

・新生児・未熟児：新生児が第1子のため保護者が育児に未経験である場合や，家庭において養育している未熟児への保健師，助産師などによる家庭訪問指導。

・育児学級などによる保健指導

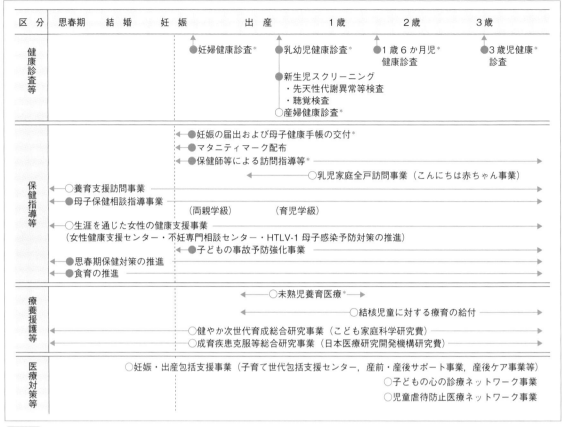

図7-3 主な母子保健施策

注）○国庫補助事業，●一般財源による事業，*母子保健法による施策
資料）厚生労働統計協会：国民衛生の動向 2023/2024

低出生体重児
在胎週数が短い早産や，子宮内発育制限による出生時体重が 2,500g 未満の新生児。母子保健法で保護者による市町村への届出義務がある。

小児慢性特定疾病
小児の慢性的な疾患のうち，治療に相当期間を要し，医療費負担が高額とため医療費の公費負担が行われている。がん，慢性腎疾患，慢性呼吸器疾患，先天性代謝異常症などが対象となっている。

◀36-15
34-16

*用語解説は p.141

・その他：**低出生体重児**（2,500g 未満）の保護者への家庭訪問指導，**小児慢性特定疾病**にかかっている児童への家庭看護，福祉制度の紹介などの指導。

●療養援護・医療対策◀

・**妊娠高血圧症候群***や妊産婦の糖尿病，貧血，産科出血，心疾患などの合併症：妊産婦死亡や周産期死亡の原因となるほか，未熟児や心身障害の発生原因となる場合がある。そのため，訪問指導や必要に応じて医療援助を行っている。

・**未熟児*****養育医療**：未熟児に対する入院医療費の医療保険の自己負担分を給付（1歳未満）。平成 25（2013）年4月より，都道府県から市町村へ業務が移行した。

・**自立支援医療**：自立支援医療は，障害者・児（身体，知的，精神）に対する公費負担制度である。平成 18（2006）年の障害者自立支援法の施行により，従来の更生医療・育成医療（身体障害者・児が障害の軽減のために必要な医療），精神通院医療が自立支援医療に統合された。平成 24（2012）年には，障害者自立支援法から障害者総合支援法に改正された。

・**小児慢性特定疾病医療費の支給**：小児がんなど小児慢性特定疾患に罹患している児童への治療の普及促進および医療保険の自己負担分を給付。

・**周産期医療対策**：新生児集中治療管理室（NICU），母体・胎児集中管理室，

小児医療施設などの施設整備。

・子育て世代包括支援センターの整備

b 母子保健法

母子保健法〔昭和 40（1965）年 8 月 18 日法律第 141 号〕は，それまで制定されていた母子福祉法から独立し，児童と妊産婦を対象としていたものから妊産婦になる以前の女性の健康管理を含めた一貫した母子保健対策を推進するために制定された。

母子保健法は，母性および乳幼児の健康を守るための母と子の保健指導，健康診査，医療等について定めている。そして，基本的な母子保健サービスは市町村が行うことも規定されている。

c 母子健康手帳◀1

1 母子健康手帳の役割

母子保健法により，妊娠した者は市町村長へ妊娠の届け出をすることになっており，これに対して母子健康手帳が交付される。届け出は妊娠を行政的に把握し，妊婦から乳幼児まで一貫した母子保健対策を実施するために重要である。

○妊娠，出産，育児の一貫した健康記録としての役割

○妊娠と乳幼児に関する行政情報，保健・育児情報の提供

2 母子健康手帳の内容

大きく，①記録（出産・健康記録，子どもの健康・発達記録）と②行政情報，保健・育児情報からなる。

平成 24（2012）年より，平成 22（2010）年乳幼児身体発育調査の結果や最新の医学的知見，社会情勢の変化などを踏まえた新様式の手帳が交付されている。主な新規内容は次の通りである。

○乳幼児突然死症候群（SIDS，p. 40 参照）対策

○予防接種の接種勧奨

○妊娠中および育児期間中の喫煙・飲酒に関する注意

○子育て支援に関する情報

○働く女性，男性のための出産・育児に関する制度

○父親の育児参加の必要性　など

d 乳幼児健康診査◀1, 2

1 1 歳 6 か月児健康診査

○市町村が実施

○心身障害の早期発見，むし歯予防，栄養状態などの点を中心に診査

○異常が認められる場合は，身体面に関しては専門医により，精神発達面に関しては児童相談所において精神科医，心理判定員などにより精密診査が行われる。

*用語出現は p.140

妊娠高血圧症候群
妊娠 20 週〜出産後 12 週までに起こる，高血圧が主となる疾患。重症の場合は妊婦や胎児・新生児の死亡につながる。以前は妊娠中毒症という名称であったが，平成 17 年に本疾患名となった。

未熟児
未熟児は，胎外生活に適するには成熟が不十分な兆候を有する児のことで，多くは早産で低出生体重児である。しかし，出生体重が小さくても在胎週数が長く，児が未熟とはいえない場合もあるため，低出生体重児と区別する必要がある。

◀1 36-15　34-16

◀2 33-15

② 3歳児健康診査

○市町村が実施

○身体の発育，精神発達面や視聴覚障害の早期発見などが目的

○1歳6か月児健診と同様，必要に応じて精密検査が行われる。

平成13（2001）年から，上記の健康診査において心理相談員や保育士が配置され，育児不安などに対する心理相談や親子のグループワークなど，育児支援対策が強化されている。また，平成17年度から，発達障害者支援法の施行に伴い，母子保健法に基づく乳幼児健診を行うに当たっては，児童の発達障害の早期発見に留意することとされている。

e 新生児マススクリーニング

フェニルケトン尿症などの**先天性代謝異常**や**先天性甲状腺機能低下症（クレチン症）**などは，早期に発見し早期に治療を行うことで，知的障害などの心身障害の発生を予防することが可能である。このため，すべての新生児を対象として血液や尿を用いた任意による**新生児マススクリーニング**検査が実施されている。

平成26年度よりすべての都道府県・指定都市で**タンデムマス法**を用いた検査（16～22疾患対象）が導入され，対象疾患が6から20以上となった（**表7-15**）。

f 健やか親子21

「健やか親子21」は，21世紀の母子保健の主要な取り組みを提示した国民健康計画であり，以下の4つを主要課題として平成13（2001）～平成26（2014）年に行われた。

①思春期の保健対策の強化と健康教育の推進

②妊娠・出産に関する安全性と快適さの確保と不妊への支援

③小児保健医療水準を維持・向上させるための環境改善

④子どもの心の安らかな発達の促進と育児不安の軽減

取り組みの一環として，平成18（2006）年3月には，マタニティーマークを導入した。「健やか親子21」は平成26年度の終了時に最終評価がまとめられた。それによると74項目のうち約8割が改善したが，「児童虐待による死亡数の減少」は改善がみられず，「10代の自殺率の減少」，「低出生体重児の割合の減少」など，悪くなった指標もみられ，課題が残った。これをもとに平成27年度から開始された「健やか親子21（第2次）」では3つの基盤課題と2つの重要課題（**表7-16**）について目標値を設定して，令和6（2024）年までを対象期間として展開されている。令和元（2019）年に中間評価が報告され，52項目のうち34項目（65.4％）で改善がみられたが，9項目で変わらないか悪くなっている結果が示されている（**表7-17**）。

フェニルケトン尿症
フェニルアラニン（Phe）をチロシンに代謝するフェニルアラニン水酸化酵素が先天的に欠損していることによって，血中にPheが異常に蓄積する常染色体劣性遺伝性疾患。

先天性代謝異常
生まれつき体内の代謝に異常があり，日常生活を送る上で不都合が生じる状態。二つの先天的な酵素障害による常染色体劣性遺伝性疾患。

先天性甲状腺機能低下症（クレチン症）
代謝内分泌疾患の一つで，甲状腺ホルモンの活性が悪くなり分泌量が不十分となる疾患。発達上の障害が大きな問題となる。

新生児マススクリーニング
生後4～7日に採血したものを検査センターに郵送して測定する。抗生物質投与中でも検査は可能。

タンデムマス法
少量の血液により6種類の異常を検査できるガスリー法よりも感度が優れ，20種類以上の疾患の検査が可能な新しい検査法。

表7-15 新生児マススクリーニング対象疾患

検査対象疾病名	検査方法	発見頻度
クレチン症（先天性甲状腺機能低下症）[*]	免疫化学的測定法	約 1/2,600
先天性副腎過形成症[*]	免疫化学的測定法またはタンデムマス法	約 1/1.6 万
（糖質代謝異常症）		
ガラクトース血症[*]	酵素化学的測定法，ボイトラー法	約 1/3.8 万
（アミノ酸代謝異常症）		
フェニルケトン尿症[*]	タンデムマス法	約 1/6.9 万
メープルシロップ尿症（楓糖尿症）[*]	タンデムマス法	約 1/53 万
ホモシスチン尿症[*]	タンデムマス法	約 1/23 万
シトルリン血症 1 型	タンデムマス法	約 1/25 万
（有機酸代謝異常症）		
アルギニノコハク酸尿症	タンデムマス法	約 1/191 万
メチルマロン酸血症	タンデムマス法	約 1/12 万
プロピオン酸血症	タンデムマス法	約 1/5.2 万
イソ吉草酸血症	タンデムマス法	約 1/109 万
メチルクロトニルグリシン尿症	タンデムマス法	約 1/22 万
ヒドロキシメチルグルタル酸血症（HMG 血症）	タンデムマス法	－
複合カルボキシラーゼ欠損症	タンデムマス法	約 1/109 万
グルタル酸血症 1 型	タンデムマス法	約 1/55 万
（脂肪酸代謝異常症）		
中鎖アシル CoA 脱水素酵素欠損症（MCAD 欠損症）	タンデムマス法	約 1/12 万
極長鎖アシル CoA 脱水素酵素欠損症（VLCAD 欠損症）	タンデムマス法	約 1/8.0 万
三頭酵素/長鎖 3-ヒドロキシアシル CoA 脱水素酵素欠損症（TFP/LCHAD 欠損症）	タンデムマス法	約 1/191 万
カルニチンパルミトイルトランスフェラーゼ-1 欠損症（CPT-1 欠損症）	タンデムマス法	約 1/76 万
カルニチンパルミトイルトランスフェラーゼ-2 欠損症（CPT-2 欠損症）	タンデムマス法	約 1/51 万

注）[*]従来対象となっていた 6 疾患

g 少子化対策；子ども・子育て支援新制度 ─────────────────────────

　急速に進む少子化に対して，これまでにさまざまな子育て支援策を行ってきた（**表7**-18）。平成 27（2015）年より「子ども・子育て支援新制度」が施行された。

h 児童虐待防止 ──

　表7-16 および 6-H-c（p. 113）を参照されたい。

表7-16 「健やか親子21（第2次）」における課題の概要

	課題名	課題の説明
基盤課題A	切れ目ない妊産婦・乳幼児への保健対策	妊娠・出産・育児期における母子保健対策の充実に取り組むとともに，各事業間や関連機関間の有機的な連携体制の強化や，情報の利活用，母子保健事業の評価・分析体制の構築を図ることにより，切れ目ない支援体制の構築を目指す。
基盤課題B	学童期・思春期から成人期に向けた保健対策	児童生徒自らが，心身の健康に関心をもち，より良い将来を生きるため，健康の維持・向上に取り組めるよう，多分野の協働による健康教育の推進と次世代の健康を支える社会の実現を目指す。
基盤課題C	子どもの健やかな成長を見守り育む地域づくり	社会全体で子どもの健やかな成長を見守り，子育て世代の親を孤立させないよう支えていく地域づくりを目指す。具体的には，国や地方公共団体による子育て支援施策の拡充に限らず，地域にあるさまざまな資源（NPOや民間団体，母子愛育会や母子保健推進員等）との連携や役割分担の明確化があげられる。
重点課題①	育てにくさを感じる親に寄り添う支援	親子が発信するさまざまな育てにくさ*のサインを受け止め，丁寧に向き合い，子育てに寄り添う支援の充実を図ることを重点課題の一つとする。 *育てにくさとは：子育てに関わる者が感じる育児上の困難感で，その背景として，子どもの要因，親の要因，親子関係に関する要因，支援状況を含めた環境に関する要因など多面的な要素を含む。育てにくさの概念は広く，一部には発達障害等が原因となっている場合がある。
重点課題②	妊娠期からの児童虐待防止対策	児童虐待を防止するための対策として，①発生予防には，妊娠届出時など妊娠期から関わることが重要であること，②早期発見・早期対応には，新生児訪問等の母子保健事業と関係機関の連携強化が必要であることから重点課題の一つとする。

資料）厚生労働省：「健やか親子21（第2次）」について 検討会報告書（2014）

表7-17 健やか親子21（第2次）中間評価

主要課題	指標	改善した* ①	改善した* ②	変わらない	悪くなっている	評価できない
基盤課題A 切れ目ない妊産婦・乳幼児への保健指導	健康水準	4	0	0	0	0
	健康行動	1	6	0	0	0
	環境整備	0	3	0	0	2
基盤課題B 学童期・思春期から成人に向けた保健指導	健康水準	2	1	3	0	0
	健康行動	0	2	0	1	0
	環境整備	0	2	0	0	0
基盤課題C 子どもの健やかな成長を見守り育む地域づくり	健康水準	1	0	1	0	0
	健康行動	3	0	0	0	0
	環境整備	0	0	0	0	3
重点課題① 育てにくさを感じる親に寄り添う支援	健康水準	1	0	0	0	0
	健康行動	0	1	1	1	0
	環境整備	0	0	0	0	1
重点課題② 妊娠期からの児童虐待防止対策	健康水準	0	0	0	0	1
	健康行動	0	2	0	1	1
	環境整備	0	5	0	1	1
合　計		12 (23.1%)	22 (42.3%)	5 (9.6%)	4 (7.7%)	9 (17.3%)

＜変わらない＞
・十代の自殺死亡率（人口10万対）・児童生徒における痩身傾向児の割合・歯肉に炎症がある十代の割合・妊娠中，仕事を続けることに対して職場から配慮されたと思う就労妊婦の割合・育てにくさを感じたときに対処できる親の割合
＜悪くなっている＞
・朝食を欠食する子どもの割合・発達障害を知っている国民の割合・児童虐待防止法で国民に求められた児童虐待の通告義務を知っている国民の割合・特定妊婦，要支援家庭，要保護家庭等支援の必要な親に対して，グループ活動等による支援（市町村への支援も含む）をする体制がある県型保健所の割合
注）*①：目標を達成した　②：目標に達成していないが改善した
資料）厚生労働省：「健やか親子21（第2次）」の中間評価等に関する検討会報告書

表7-18　少子化対策のあゆみ

名称	策定（期間）	概　要
エンゼルプラン	平成6（1994）年（平成7～11年度）	「今後の子育て支援のための施策の基本的方向について」 少子化の一層の進行と，女性の社会進出など子どもを取り巻く状況の変化に対応するため，基本視点が掲げられた。
新エンゼルプラン	平成11（1999）年（平成12～16年度）	「重点的に推進すべき少子化対策の具体的実施計画について」 平成11（1999）年に「少子化対策推進基本方針」が出され，この中で，仕事と子育ての両立の負担感の緩和，安心して子育てができる環境整備づくりなどの必要性が挙げられた。
少子化対策プラスワン	平成14（2002）年	「少子化の流れを変えるためのさらなる少子化対策」 仕事と子育ての両立支援が中心であった従来の対策に加え，男性を含めた働き方の見直しを含めた総合的な少子化対策をさらに推進することを目的としている。
子ども・子育て応援プラン	平成16（2004）年（平成17～21年度）	「少子化対策大綱に基づく重点施策の具体的実施計画について」 少子化対策基本法に基づく少子化社会対策大綱の施策を効果的に進めるため目標が掲げられた。
子ども・子育てビジョン	平成22（2010）年（平成22～26年度）	「少子化社会対策大綱」は，概ね5年後を目途に見直しを行うとされていたことから，少子化対策基本法に基づく「大綱」として策定された。めざすべき社会政策の4本柱が挙げられた。
子ども・子育て支援新制度	平成27（2015）年	平成24年8月に成立した「子ども・子育て支援法」，「認定こども園法の一部改正法」，「子ども・子育て支援法及び認定こども園法の一部改正法の施行に伴う関係法律の整備等に関する法律」の子ども・子育て関連3法に基づく制度。住民に最も身近な市町村が幼児期の学校教育・保育，子育て支援のニーズを把握し，認定こども園・幼稚園・保育所などの整備を計画的に進めることを目的としている。

G　成人保健

a　生活習慣病の発症予防と重症化予防

1　生活習慣病の予防（健康日本21）

　生活習慣病に対しては，一次予防対策を重視している。その一次予防の具体的な施策として「健康日本21」が平成12（2000）年に策定された。健康日本21では，がんや心臓病，脳卒中，糖尿病などの生活習慣病に関連する平成22（2010）年までの目標値が設定された（その後，中間評価の結果により実施期間は平成24年度までとなった）。平成25～令和4年度は「健康日本21（第二次）」，令和6年度からは「健康日本21（第三次）」が展開されている（p.65，5-A-c-2参照）。

2　生活習慣病の管理

　糖尿病，高血圧，脂質異常症などの生活習慣病は，不適切な食生活，運動不足，喫煙などが関係し，それぞれが別々に進行するのではなく「1つの氷山（メタボリックシンドローム）から水面上に出たいくつかの山」のような状態と考えることができる。したがって，生活習慣病の発症，重症化予防の根本的対策は，生活習慣改善により「氷山全体を縮小」することが重要であるため，対策の基本として運動，食

事による体重コントロールと禁煙，治療薬の使用が柱となる。

◀37-10　**b** 特定健康診査・特定保健指導とその評価 ◀ ……………………………………

●**高齢者の医療の確保に関する法律（以下，高齢者医療確保法）に基づいた健康診査・保健指導**　40 〜 74 歳については，高齢者医療確保法に基づき，生活習慣病予防のための特定健康診査・特定保健指導の実施が医療保険者に義務付けられた。75 歳以上については，後期高齢者医療広域連合に健康診査の実施が努力義務として課せられている。

　特定健康診査・特定保健指導の実施に関する基準の概要●

高齢者医療確保法の規定に基づき，以下のような基準が定められた。

●**特定健康診査の項目**　①既往歴の調査（服薬歴および喫煙習慣の状況にかかる調査を含む），②自覚症状，他覚症状の有無の検査，③身長，体重，**腹囲の検査**，④ BMI の測定，⑤血圧の測定，⑥ AST（GOT），ALT（GPT），γ-GTP の検査（肝機能検査），⑦中性脂肪，HDLコレステロール，LDLコレステロールの量の検査（血中脂質検査），⑧血糖検査，⑨尿中の糖，たんぱくの有無の検査，⑩①〜⑨に掲げるもののほか，医師が必要と認めたときに行う項目として厚生労働大臣が定めるもの。

腹囲の検査
厚生労働大臣が定める基準に基づき，医師が必要でないと認めるときは省略することができる。保険者は腹囲の検査に代えて内臓脂肪面積の検査を行うことができる。

●**ほかの法令に基づく健康診断との関係**　労働安全衛生法，そのほかの法令に基づき，次の項目で，加入者が医師の健康診断を受けたことを確認できた場合は，保険者は，当該加入者に対し，特定健康診査の全部または一部を行ったものとする。

　①既往歴の調査，②自覚症状，他覚症状の有無の検査，③身長，体重，腹囲の検査，④血圧の測定，⑤血色素量，赤血球数の検査，⑥肝機能検査，⑦血中脂質検査，⑧血糖検査，⑨尿検査，⑩心電図検査

●**特定健康診査に関する結果の通知**　保険者は，特定健康診査を受けた加入者に対し，特定健康診査に関する結果の通知を行う場合には，特定健康診査の結果に加えて，加入者が自らの健康状態を自覚し，健康な生活習慣の重要性に対する関心と理解を深めるために必要な情報を提供しなければならない。

　なお，これらの通知および情報の提供に関する事務を，特定健康診査を実施した機関に委託することができる。

●**特定保健指導の対象者**　特定健康診査による特定保健指導対象者の選定を図 7 - 4 に示す。

●**特定保健指導の方法および実施者**　保険者は動機付け支援または積極的支援により特定保健指導を行う（なお，情報提供は受診者全員に行われるもので，特定保健指導ではない）。また，高齢者医療確保法に規定する保健指導に関する専門的知識および技術を有する者は，医師，保健師または管理栄養士である。

●**動機付け支援**　対象者が自らの健康状態を自覚し，生活習慣の改善に関する自主的な取り組みの実施に資することを目的としている。医師，保健師または管理栄養士の指導のもとに行動計画を策定し，医師，保健師，管理栄養士等[*]が生活

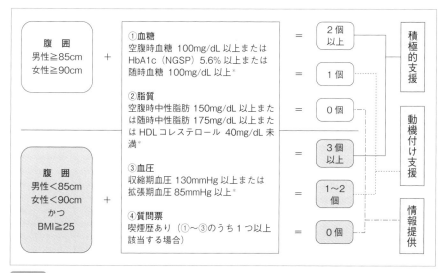

図7-4 特定健康診査による特定保健指導対象者の選定

注）※ 糖尿病，脂質異常症，高血圧症の治療に係る薬剤を服用している者は，すでに医学的管理下におかれており，重複して保健指導を行う必要性が薄いため除外する。除外者の抽出には質問票を用いる。

習慣の改善のための取り組みにかかわる動機付けに関する支援を行う。行動計画策定日から6か月以上経過後，実績に関する評価を行う。

> 補足　※ 医師，保健師，管理栄養士のほかに，食生活の改善指導・運動指導に関する専門知識および技術を有する者も支援を行うことができる。これらの者には，食生活改善指導担当者研修・運動指導担当者研修を受講した看護師・栄養士等が該当する。

●**積極的支援**　対象者が自らの健康状態を自覚し，生活習慣の改善に関する自主的な取り組みの継続的な実施に資することを目的としている。医師，保健師または管理栄養士の指導のもとに行動計画を策定し，医師，保健師，管理栄養士等が生活習慣の改善のための取り組みに資する働きかけを相当な期間継続して行う。行動計画の進捗状況に関する評価および当該計画の策定の日から6か月以上経過後，実績に関する評価を行う。

c 高齢者の医療の確保に関する法律

平成18（2006）年の医療制度改革により，「老人保健法」は「高齢者の医療の確保に関する法律」〔昭和57（1982）年8月17日法律第80号〕に改正され，平成20（2008）年4月より施行された。

H 高齢者保健・介護

a 高齢者保健と介護の概要

1 高齢者保健の概要●

高齢者の保健対策は，戦後さまざまな形で取り組まれてきた（**表7-19**）。昭和

表7-19　高齢者保健事業の変遷

昭和38(1963)年	老人福祉法制定　→老人健康診査開始
昭和44(1969)年度	寝たきり高齢者への居宅での健康診査開始
昭和47(1972)年	老人福祉法改正　→老人医療費の一部負担金支給制度（昭和48年1月より）
昭和53(1978) ～57(1982)年	老人保健医療総合対策開発事業（モデル市町村にて実施） →高齢者健康相談，在宅高齢者家庭訪問指導など
昭和57(1982)年	老人保健法制定　→現在に続く保健医療対策の総合的・体系的な整備がなされる
昭和61(1986)年	老人保健法改正　＊老人保健制度の長期的な安定化が目的 →老人医療費の一部負担金の改正，寝たきり高齢者のための老人保健施設創設
平成元(1989) ～5(1993)年	ゴールドプラン（高齢者保健福祉推進十カ年戦略） →背景：少子高齢化および要介護高齢者の増加 →公共サービスの基盤整備，在宅福祉，施設福祉について目標を提示
平成6(1994) ～11(1999)年	新ゴールドプラン（新・高齢者保健福祉推進十カ年戦略） →背景：高齢化が予想を超えて進展したことを受けて，ゴールドプランを全面改訂
平成12(2000) ～16(2004)年	ゴールドプラン21（今後5か年間の高齢者保健福祉施策の方向） →介護保険制度開始を踏まえた介護サービス基盤の整備，介護予防，生活支援など
平成12(2000)年	介護保険法施行
平成17(2005)年	改正介護保険法の成立　→予防重視型システムへの転換，施設での食事，居住費の自己負担，地域密着型サービス，地域包括支援センターの創設
平成20(2008)年	高齢者の医療の確保に関する法律施行（老人保健法の改正）　→後期高齢者医療制度の開始，生活習慣病予防のためのメタボリックシンドロームの概念に着目した特定健診・特定保健指導の実施 改正介護保険法成立　→介護サービス事業者の不正事案の再発防止と介護事業運営の適正化など
平成23(2011)年	改正介護保険法成立　→地域包括ケアシステムの構築に向けた取組の推進，24時間対応の定期巡回，随時対応サービスの創設など
平成26(2014)年	改正介護保険法成立　→地域包括ケアシステムの構築，費用負担の公平性（一定以上の所得者は2割負担へ）
平成29(2017)年	改正介護保険法成立　→地域包括支援センターの機能強化，認知症施策の推進
令和2(2020)年	医療保険制度の適正かつ効率的な運営を図るための健康保険法等の一部を改正する法律施行（介護保険法の一部改正）　→介護保険法の一部改正により，市町村において高齢者の保健事業と介護予防の一体的な実施が可能となった

　38年(1963)年の老人福祉法の制定から老人健康診査が開始され，昭和48(1973)年からは老人医療費の一部負担金を公費で肩代わりする老人医療費支給制度（70歳以上の高齢者の医療費の無料化）が開始された。その後，昭和57(1982)年に老人保健法が制定され，老人医療費の一部負担金の導入が開始されるとともに，保健事業として，健康手帳の交付，健康教育，健康相談，健康診査，機能訓練，訪問指導等が市町村を実施主体として実施されるなど保健医療対策の拡充が図られた。

　同法に基づく，医療等以外の保健事業は，平成18年に老人保健法を高齢者医療確保法に改正したことに伴い，平成20(2008)年度から40～74歳の者に対しては，高齢者医療確保法に基づく，特定健康診査および特定保健指導として医療保険者に実施を義務づけることで引き継がれた。また，75歳以上の者に対しては，後期高齢者医療制度の運営主体である後期高齢者医療広域連合による努力義務として，健康診査が実施されている。

また，平成 20（2008）年度以前まで，老人保健事業として実施されてきた歯周病検診および骨粗鬆症検診と，平成 10（1998）年に老人保健法に基づく事業から外れ，一般財源化されたがん検診については，平成 20（2008）年度から健康増進法に基づく事業として，市町村により実施されることになり現在に至っている。

2 介護保険の概要●

1 介護保険制度施行の背景（図7-5）

従来，老人福祉と老人保健の 2 つの異なる制度で行われていた高齢者介護は，利用手続きや利用者負担の面で不均等であることや，利用者がサービスを自由に選べないといった課題が指摘されていた。平成 12（2000）年に開始された介護保険制度は，両制度を再編成したものであり，そのポイントは次の通りである。

・給付と負担の関係が明確な社会保険方式：社会全体で介護を支える仕組み。
・利用者の選択：保健・医療・福祉にわたる介護サービスを利用者の選択により，総合的に利用できる。

2 介護保険制度の保険者・被保険者◀

◀37-16

●介護保険制度の保険者　国民に最も身近な行政単位である市町村および特別区である（国，都道府県，医療保険者，年金保険者が，市町村を重層的に支え合うこととしている）。

●被保険者・受給要件　40 歳以上の者。表 7-20 のように第 1 号被保険者と第

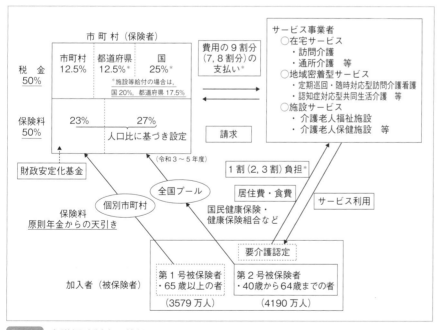

図7-5 介護保険制度の仕組み

注）第 1 号被保険者の数は，「令和 2 年度介護保険事業状況報告（年報）」によるものであり，令和 2 年度末の数である。第 2 号被保険者の数は，社会保険診療報酬支払基金が介護給付費納付金額を確定するための医療保険者からの報告によるものであり，令和 2 年度内の月平均値である。
＊平成 27 年 8 月以降，一定以上所得者については費用の 8 割分の支払いおよび 2 割負担。30 年 8 月以降，特に所得の高い層は費用の 7 割分の支払いおよび 3 割負担
資料）厚生労働統計協会：国民衛生の動向 2023/2024

表7-20 介護保険の被保険者・受給者の範囲

	範 囲	サービス受給要件
第1号被保険者	65歳以上の者	要介護（要支援）状態
第2号被保険者	40歳以上65歳未満の医療保険加入者	要介護（要支援）状態であって，加齢に伴う疾病であって政令で定めるもの[*]

注）[*]特定疾病：がん（医師が一般に認められている医学的知見に基づき回復の見込みがない状態に至ったと判断したものに限る）／関節リウマチ／筋萎縮性側索硬化症／後縦靱帯骨化症／骨折を伴う骨粗鬆症／初老期における認知症／進行性核上性麻痺，大脳皮質基底核変性症およびパーキンソン病／脊髄小脳変性症／脊柱管狭窄症／早老症／多系統萎縮症／糖尿病性神経障害，糖尿病性腎症および糖尿病性網膜症／脳血管疾患／閉塞性動脈硬化症／慢性閉塞性肺疾患／両側の膝関節または股関節に著しい変形を伴う変形性関節症

2号被保険者に分けられる。

③ 介護保険制度の見直し

介護保険制度の見直しが行われ，平成18（2006）年から改正法が施行されている。改正の大きなポイントとしては，「介護」から「介護＋予防」という考え方が取り入れられたことがあげられる。

b 介護保険法

介護保険法〔平成9（1997）年12月17日法律第123号〕は，平成12（2000）年4月1日からの介護保険制度施行のために制定された（p. 147，H-α参照）。要介護者等の介護保険制度における保険給付等について必要な事項を定めている。

制定時に，施行後5年を目途に必要な見直し等を行うこととされていたため，平成17（2005）年6月に改正介護保険法が成立した。これにより，介護予防を重視した予防給付の導入などが追加された。また，平成23（2011）年6月，「地域包括ケアシステム」の実現に向けた取り組みを進める観点から法改正が行われた。さらに，平成26（2014）年には「医療介護総合確保推進法」が成立したことにより，地域支援事業の充実と予防給付の見直しなどの法改正が行われた。

◀36-14 ## c 介護予防◀

① 創設の背景

今後，日本の高齢者人口は「団塊の世代」が75歳以上となる令和6（2025）年に3657万人に達すると見込まれている。その後も増加を続け令和23（2042）年に3878万人でピークを迎え，その後は減少に転じると推計されている。また，認知症や一人暮らしの高齢者が増加すると見込まれている。

これらの新たな課題に対応するため，平成18（2006）年から予防給付と地域支援事業が創設された。これらの事業は，要支援・要介護状態になることを予防し，それ以上悪化しないように必要なサービスを提供することを目的としている。さらに平成26（2014）年の改正により，介護予防日常生活支援総合事業が開始された。このなかで，これまで予防給付で行われていた訪問介護，通所介護が地域支援事業に移行され，各市町村の実情に合わせた介護予防の取り組みが可能となった。

2　地域支援事業

介護予防・日常生活支援総合事業（**図7-6**の「総合事業」を参照）。

・介護予防・生活支援サービス事業，一般介護予防事業

3　包括的支援事業

・地域包括支援センターの運営，認知症総合支援事業，在宅医療・介護連携推進

事業，生活支援体制整備事業

4　任意事業

・介護給付費適正化事業，家族介護支援事業，その他の事業

d　要介護認定とケアマネジメント ◀37-16 36-14

1　要介護認定

介護保険の保険給付を受けるためには，被保険者が市町村に申請し，介護認定審
査会の審査を受け，その状態の認定を受ける必要がある（**図7-6**）。要介護度は，
平成17（2005）年の改正により「要支援1，2」と「要介護1〜5」に区分が変

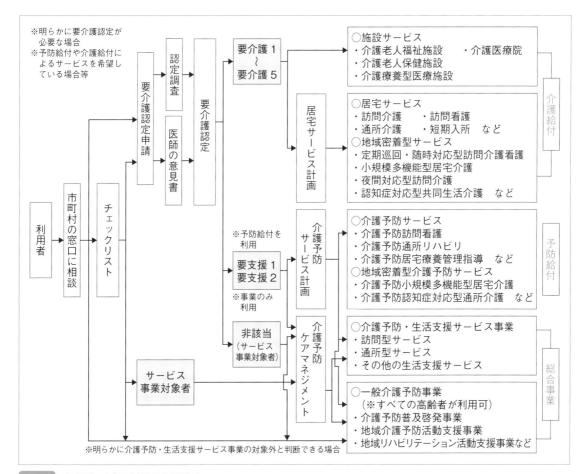

図7-6 介護サービスの利用の手続き

資料）厚生労働省老健局総務課：介護保険制度の現状と今後の役割（平成30年度）を一部改変

更された。

　要介護認定の有効期間は原則は6か月であるが，平成23（2011）年4月から，市町村が介護認定審査会の意見に基づき特に必要と認める場合は，3か月から12か月の範囲内で定めることができるようになった。さらに，平成24（2012）年4月からは，新規の要介護認定や要支援認定の有効期間についても，同様に12か月まで延長された。

② 介護サービス計画の作成

　介護保険は利用者自身のサービスの選択・決定が基本である。利用者の自己決定を支援するために，市町村や居宅介護支援事業者などが幅広く介護サービスに関する情報を提供することとなっている。利用者はそれらの情報と心身の状況や希望を勘案して，介護予防ケアプランやサービス利用計画（ケアプラン）を立てる。ケアプランの作成は居宅介護支援業者に依頼することができる。

　なお，要介護認定の更新，変更するときの調査は，ケアマネジャー（介護支援専門員）に委託することもできる。ケアマネジャーは主任として保健師や社会福祉士とともに，地域包括支援センターに配置されている（**図7-7**）。

◀35-15　③ 介護保険によるサービス

　大きく分けると，予防給付におけるサービス，介護給付におけるサービスがあり，さらに市町村が実施する地域支援業者によるケアがある（**表7-21**）。

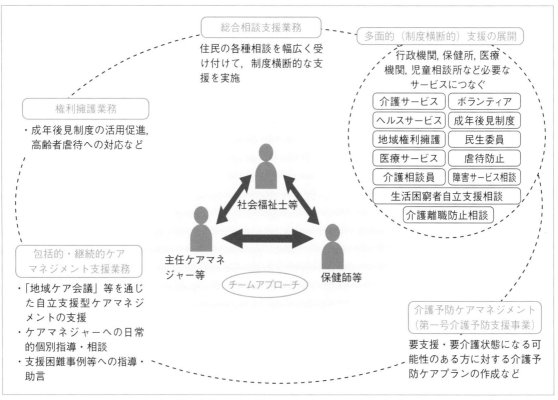

図7-7 地域包括支援センター（地域包括ケアシステム）のイメージ
資料）厚生労働省

表7-21 介護保険に関わるサービス等

	予防給付におけるサービス	介護給付におけるサービス
都道府県が指定・監督を行うサービス	◎介護予防サービス 【訪問サービス】 ○介護予防訪問入浴介護 ○介護予防訪問看護 ○介護予防訪問リハビリテーション ○介護予防居宅療養管理指導 【通所サービス】 ○介護予防通所リハビリテーション 【短期入所サービス】 ○介護予防短期入所生活介護 ○介護予防短期入所療養介護 ○介護予防特定施設入居者生活介護 ○介護予防福祉用具貸与 ○特定介護予防福祉用具販売	◎居宅サービス 【訪問サービス】 ○訪問介護 ○訪問入浴介護 ○訪問看護 ○訪問リハビリテーション ○居宅療養管理指導 【通所サービス】 ○通所介護 ○通所リハビリテーション 【短期入所サービス】 ○短期入所生活介護 ○短期入所療養介護 ○特定施設入居者生活介護 ○福祉用具貸与 ○特定福祉用具販売 ◎施設サービス ○介護老人福祉施設　○介護療養型医療施設 ○介護老人保健施設　○介護医療院
市町村が指定・監督を行うサービス	◎介護予防支援 ◎地域密着型介護予防サービス ○介護予防小規模多機能型居宅介護 ○介護予防認知症対応型通所介護 ○介護予防認知症対応型共同生活介護（グループホーム）	◎地域密着型サービス ○定期巡回・随時対応型訪問介護看護 ○小規模多機能型居宅介護 ○夜間対応型訪問介護 ○認知症対応型通所介護 ○認知症対応型共同生活介護（グループホーム） ○地域密着型特定施設入居者生活介護 ○地域密着型介護老人福祉施設入所者生活介護 ○看護小規模多機能型居宅介護 ○地域密着型通所介護 ◎居宅介護支援
その他	○住宅改修	○住宅改修
市町村が実施する事業	◎地域支援事業 ○介護予防・日常生活支援総合事業 （1）介護予防・生活支援サービス事業 　・訪問型サービス　　・その他生活支援サービス 　・通所型サービス　　・介護予防ケアマネジメント （2）一般介護予防事業 　・介護予防把握事業　　　　　・一般介護予防事業評価事業 　・介護予防普及啓発事業　　　・地域リハビリテーション活動支援事業 　・地域介護予防活動支援事業 ○包括的支援事業（地域包括支援センターの運営） 　・総合相談支援業務 　・権利擁護業務 　・包括的・継続的ケアマネジメント支援業務 ○包括的支援事業（社会保障充実分） 　・在宅医療・介護連携推進事業 　・生活支援体制整備事業 　・認知症総合支援事業 　・地域ケア会議推進事業 ○任意事業	

資料）厚生労働統計協会編：国民衛生の動向 2023/2024

e 地域包括支援センター

　認知症の高齢者や一人暮らしの高齢者などが住み慣れた地域で生活できるよう，地域における介護予防マネジメントや総合相談，権利擁護などを担う中核機関として設置された。地域包括支援センターの設置，体制と機能は，**図7-7**の通りである。

f 介護施設，老人保健施設

　介護保険制度での施設サービスを行うのは，次の4つである。施設サービスは介護給付のみで支給される。

　①介護老人福祉施設，②介護老人保健施設，③介護療養型医療施設，④介護医療院
　各施設の法的根拠，対象者などを**表7-22**にまとめた。

表7-22　介護保険制度における施設サービス

施設名（機能）	特　徴	特記事項
介護老人福祉施設（生活施設）	老人福祉施設である特別養護老人ホームのこと。寝たきりや認知症のために常時介護を必要とする人で，自宅で生活が困難な人に生活全般の介護を行う施設。	平成27年度より，原則要介護3以上の高齢者に限定し，中重度の要介護者を支える施設として機能の重点化が図られた。
介護老人保健施設（在宅支援・在宅復帰）	病状が安定期にあり入院治療の必要はないが，看護，介護，リハビリを必要とする要介護状態の高齢者を対象に，慢性期医療と機能訓練によって住宅への復帰を目指す施設。	平成30年度より在宅支援・在宅復帰機能に応じた従来の3類型から5類型に分類されることとなり，一層の機能強化が図られた。
介護医療院（長期療養・生活施設）	主として長期にわたり療養が必要である要介護者に対し，療養上の管理，看護，医学的管理下における介護および機能訓練その他必要な医療ならびに日常生活上の世話を行う施設。	介護医療院は，平成30年4月から創設され，令和6（2024）年3月までを移行期間として介護療養型医療施設は廃止される。
介護療養型医療施設（長期療養）	脳卒中や心臓病などの急性期の治療が終わり，病状が安定期にある要介護高齢者のための長期療養施設。療養病床や老人性認知症疾患療養病床が該当する。	

⑨ 地域包括ケアシステム

　諸外国に例をみない急速な高齢化が進む中で，高齢者の尊厳の保持と自立生活の支援の目的のもとで，可能な限り住み慣れた地域で，自分らしい暮らしを人生の最期まで続けることができるよう，2025年を目途に地域の包括的な支援・サービス提供体制（地域包括ケアシステム）の構築が進められている。具体的には，地域包括ケアシステムによって，高齢者が住み慣れた地域で医療，介護，予防，見守り，配食，買い物などの生活支援サービスが適切に提供され，生活上の安全・安心・健康が確保されることになる。

① 医療介護総合確保推進法

　地域において効率的かつ質の高い医療提供体制を構築するとともに，地域包括ケアシステムを構築することを通して，地域における医療および介護の総合的な確保を促進し，高齢者をはじめとする国民の健康の保持および福祉の増進を図り，国民が生きがいを持ち健康で安らかな生活を営むことができる地域社会の形成に資することを目的として，平成26（2014）年6月に成立した。

　この法律は，①新たな基金の創設と医療・介護の連携強化，②地域における効率的かつ効果的な医療供給体制の確保，③地域包括ケアシステムの構築と費用負担の公平化の三つの柱からなっており，医療に関しては②の中で，病院機能報告制度および地域医療構想を医療計画において策定することとなっている。

I 産業保健

a 労働と健康

　労働は，人類の長い歴史の中で絶え間なく繰り返されてきた生活の糧を得るための基本的な活動である。労働による健康問題が顕在化したのは産業革命以降であり，その後，産業構造や労働環境など労働者を取り巻く状況が変化していくなかで，健康問題も多様化してきた。わが国の就業者数は国民の約半数を占めており，かつその多くが人生の大半を労働に費やすことから生涯を通じた健康の保持・増進を図るために，産業保健活動は極めて重要である。

　最近では，企業が健康管理を経営的視点でとらえ，従業員の健康づくりを積極的に実践する健康経営の重要性が高まっている。

b 労働安全衛生法

　労働安全衛生法〔昭和47（1972）年6月8日法律第57号〕は，労働者の安全と健康を守るため，労働衛生管理体制，作業環境管理，作業管理，健康管理などについて規定している。これまでの改正で，長時間労働者への医師による面接指導の義務化などの過重労働対策とメンタルヘルス対策の強化（平成17年改正），事業所内での受動喫煙防止のための努力義務の規定，医師，保健師による労働者のストレスチェックの義務付け（平成26年改正）など，労働者の健康の保持増進と労働安全，快適職場形成のため，一層の強化が図られている。

c 労働安全衛生対策；作業管理，作業環境管理，健康管理◀

◀35-16
34-12
33-16

　労働安全衛生対策は，労働衛生の3管理（作業環境管理，作業管理，健康管理）＋労働衛生教育，労働衛生管理体制の確立を基本とするものである（図7-8）。

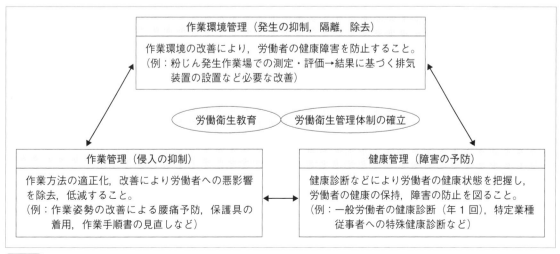

図7-8 労働衛生対策の基本

国としては，労働安全衛生法を中心とした関連法令に基づき，下記のような対策がとられている。

①労働衛生管理体制の確立（p. 156, I-d -①参照）

②労働衛生教育の実施

③作業環境管理，作業管理，健康管理の推進

④特定の職業性疾病に対する対策

⑤化学物質の有害性調査

⑥健康保持増進対策〔THP（p. 160, Column 参照），一般健康診断の実施促進など〕

⑦快適職場対策（快適職場推進センターの設置など）

⑧産業保健活動総合支援事業（平成 26 年から）：**産業保健総合支援センター，地域窓口（地域産業保健センター）**

⑨産業医学総合研究所

また，平成 31（2019）年 4 月 1 日に働き方改革法が施行されるにともない改正が行われ，産業医・産業保健機能と長時間労働者に対する面接指導等が強化された。

●**労働安全衛生マネジメントシステム**　　今後，さらに労働災害を低減していくには，法令に違反しないように措置を講じる法遵守型の安全衛生対策だけでなく，自主的に労働安全衛生活動を展開することが求められる。そこで，平成 11（1999）年に厚生労働省から「労働安全衛生マネジメントシステムに関する指針」が公表された〔令和元（2019）年改正〕。これは，事業所内で健康障害につながると思われる危害要因を特定し，リスクを見積もり，優先度を考慮しながらリスク低減措置を継続的に展開するための手法である。2018 年に国際規格である ISO45001 が発行されている。

d 産業保健従事者

①　**労働衛生管理体制**

労働安全衛生法では，事業者は事業場の規模に応じて必要な安全衛生管理体制の整備を図ることが義務付けられている。

①衛生委員会：労働災害の発生防止などの調査審議および事業者への意見提出を行う。委員の半数は労働者から選出。50 人以上の労働者を使用する事業場で必置。月 1 回以上開催しなければならない。

②産業医：月 1 回以上の作業場の巡視，健康障害防止のための措置，衛生委員会への出席など。50 人以上の労働者を使用する事業場で必置（嘱託でも可）。労働者が 50 人以上 3,000 人以下では 1 人以上，常時使用する労働者が 3,001 人以上では 2 人以上の専属の産業医を置かなければならない。

③衛生管理スタッフ：規模や業種に応じて，衛生管理者，総括安全管理者，作業主任者など。

産業保健総合支援センター
（さんぽセンター）
産業医，産業看護，衛生管理者等に対する専門的相談，情報提供などの支援を行う。メンタルヘルス対策の促進，教育も行っている。（独）労働者健康安全機構が都道府県単位で設置している。

地域窓口（地域産業保健センター）
産業医の選任義務のない労働者数 50 人未満の事業場に対し，健康相談，個別訪問による産業保健指導を行う。労働基準監督署単位に市郡医師会に委託して実施されている。

2 その他の専門職

産業保健師，産業看護師，労働衛生コンサルタント，労働安全コンサルタント，作業環境測定士，産業保健指導担当者，心理相談担当者，産業栄養指導担当者などがある。

e 職業と健康障害；産業疲労，職業病，作業関連疾患

1 産業疲労

●**疲労とは**　運動や作業後に精神や体の機能が低下し，"疲れ"の自覚症状が現れた状態をいう。産業疲労は，労働災害の発生要因の一つといえる。

●**疲労因子**

①作業側：作業環境，作業条件

②労働者側：労働者の身体的条件，作業への熟練度，対人関係など

2 職業病（職業性疾病）

ある特定の職業に従事することにより発生する症状で，その職業に従事する者にはすべて発生の可能性がある。

要因は，①物理的，化学的な作業環境によるもの，②作業方法など作業条件によるものに大別される。主な職業性疾病を**表7-23**に示した。

3 作業関連疾患

work-related diseases の訳語で，従来の職業性疾病対策からさらに進んだ産業保健の新たな課題として注目されている概念である。

●**定義**　「業務と疾病の発症との間に直接の因果関係はないが，疾患の発症，増悪に関与する数多くの要因の一つとして，作業(作業態様，作業環境，作業条件など)に関連した要因が考えられる疾患の総称」(WHO専門委員会報告書，1985年)

●**具体例**　高血圧症，心疾患，慢性気管支炎，肺気腫，気管支喘息，腰痛症，頸肩腕症候群，骨関節症，感染症，悪性腫瘍，糖尿病など多くの疾患が考えられる。

f 労働災害

1 労働災害とは

労働者の就業にかかわる建設物，設備，原材料，ガス，蒸気，粉じんなどにより，または作業行動や業務に起因して，労働者が負傷，疾病の罹患，死亡することをいう。社会的，経済的影響は極めて大きい。

表7-23 **主な職業性疾病**

物理的，化学的な作業環境によるもの	物理的要因：高気圧障害，職業性難聴，振動障害，熱中症など
	化学的要因：職業がん，じん肺，有毒ガス中毒，有機溶剤中毒，重金属中毒など
作業条件によるもの	頸肩腕障害，職業性腰痛，VDT作業による健康障害（視覚，精神神経疲労等）など

疾病については，業務との間に相関因果関係が認められる場合（業務上疾病）に労災保険給付の対象となる。

② 労働者災害補償保険制度

労働災害に対する補償給付を行い，事業主の補償負担の軽減と，労働者に対する迅速かつ公正な保護を確保している。保険料は事業主が負担し，労災認定を受けた場合は，医療費は全額給付される。適用には**労働基準監督署**長の認定が必要である。

③ 労働災害の発生状況

- 死傷者数：昭和 36（1961）年をピークに長期的な減少傾向を示してきた。令和 4（2022）年の死亡者数は 774 人であり，前年の死亡者数 778 人より減少した。また，休業 4 日以上の死傷者数は 132,355 人であった（令和 4 年労働災害発生状況）。

労働基準監督署
労働基準行政の第一線機関で，労働時間，賃金，労働災害防止，健康等の監督・指導，および労災保険に関する業務などを行っている。国の直轄機関であり，全国に 325 か所設置されている。

○ Column｜健康診断

① 職場での健康診断の目的
①職場における健康影響の早期発見
②総合的な健康状況の把握
③労働者がその作業に従事してよいか（就業の可否）の判断
④引き続き従事してよいか（適正配置）の判断
⑤①～④を総合的に把握し，労働衛生の 3 管理にフィードバックし，労働者が常に健康で働くことができるようにする。

② 一般健康診断
● 労働安全衛生規則で定められている一般健康診断

①雇入れ時の健康診断 ④海外派遣労働者の健康診断
②定期健康診断（通常年 1 回） ⑤給食従業員の検便
③特定業務従事者の健康診断

● 健診の事後措置：事業者は，次のことを行うよう労働安全衛生法で規定されている。
- 健診結果の通知
- 必要と認められる場合は，産業医の勧告をもとに適切な措置をとること。
- 必要と認められる場合は，医師・保健師などによる保健指導を受けさせるよう努めること。

③ 特殊健康診断

表の 8 つの業務（①，②）については，労働者の健康確保のための災害防止基準（有害因子排除のための環境改善，作業時間規制，就業制限，保護具の使用など）を設けるとともに，特別の項目による健康診断が義務付けられている。これら以外の有害業務についても，行政指導により健康診断の実施促進が図られている。

特殊健康診断の有所見率は 5.7 % で，近年は微減傾向である（令和 2 年）。

表 法定特殊健康診断

①じん肺健康診断（じん肺法）
②労働安全衛生法第 66 条第 2 項に基づくもの
- 高気圧業務健康診断 ・四アルキル鉛健康診断 ・特定化学物質等健康診断
- 電離放射線健康診断 ・有機溶剤等健康診断 ・石綿健康診断
- 鉛健康診断 ・除染等電離放射線健康診断
③労働安全衛生法第 66 条第 3 項に基づくもの
- 歯科医師による健康診断

注）その他，行政指導によるものとして，騒音，振動等有害エネルギー，有機リン剤等有害化学物質，キーパンチ等手指作業，VDT 作業などがある。

・労災認定数の動向：**石綿**による肺がんと**中皮腫**は平成12（2000）年以降急激に増加したが，平成18（2006）年をピークに減少傾向となっている（肺がん418人，中皮腫597人，令和4年度石綿による疾病に関する労災保険給付などの請求・補償状況まとめ）。脳・心臓疾患による死亡は，平成14（2002）年度以降300人前後の高い水準で推移していたが，近年は減少傾向である。また，精神障害等による労災認定は710人と，前年より増加した（令和4年度，過労死等の労災補償状況）。

④ **業務上疾病の発生状況**〔令和4（2022）年業務上疾病発生状況等調査〕
・業務上疾病者数：165,495人
・疾病の種類：令和4（2022）年では，病原体による疾病が最も多く，そのほとんどは新型コロナウイルス罹患によるものである。次いで，負傷に起因する疾病であり，中でも災害性腰痛が多い（**図7-9**）。近年のコンピュータ作業の増加に伴い，VDT障害（p. 157，**表7-23**参照），頸肩腕障害などへの対策も必要となってきている。

⑨ メンタルヘルス対策，過労死対策 ······························

① **メンタルヘルス対策**

近年，わが国の経済・産業構造の変化，技術革新の急速な発展は，労働者を取り巻く環境にも大きな変化をもたらしている。こうした社会状況の中で，職場生活において強い不安やストレスを感じている労働者の割合や長期欠勤・休業者が増加し，

石綿（アスベスト）
天然の鉱物繊維で熱，摩擦，酸やアルカリにも強いため，建材，断熱材，摩擦材などに広く使用された。現在では製造，使用が禁止されている。

中皮腫
肺，心臓，胃腸・肝臓などの臓器を覆う膜を中皮といい，中皮細胞に発生するがんを示す。

VDT障害
ワープロやパソコンなどのビジュアル・ディスプレイ・ターミナルと呼ばれる電子機器の画面を長時間見続けることで起きる眼や心身の不調のこと

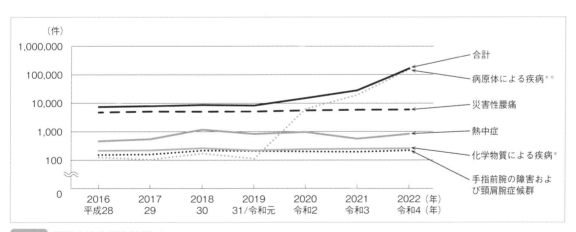

図7-9 業務上疾病発生状況
注）*がんを除く。**令和2年度より新型コロナウイルス罹患によるものが95%以上を占める。
資料）厚生労働省：業務上疾病発生状況等調査

○ Column | **生物学的モニタリング**

産業化学物質の曝露を受けた労働者の血液，尿，呼気，毛髪などを採取・分析して，曝露の程度を測定し評価することである。労働者のリスク評価や曝露による健康障害の予防に役立てられる。生物学的モニタリングの例としては，鉛（血液，尿），有機溶剤（尿）がある。

メンタルヘルス対策の取り組みが重要な課題となっている。そこで，平成18年
（2006）年，厚生労働省は，「労働者の心の健康の保持増進のための指針」を示し，
「セルフケア」，職場の上司・同僚による「ラインによるケア」，事業場内専門家で
ある「産業保健によるケア」，「事業場外資源によるケア」の4つのケアを重視した
メンタルヘルス対策を推進している。

　平成26（2014）年には，労働安全衛生法が改正され，平成27（2015）年12月
より従業員50人以上のすべての事業場で，医師・保健師等によるストレスチェッ
クの定期的な実施が義務づけられた。また，高ストレス者として面接指導が必要と
判定された労働者から申し出があった場合，医師による面接指導を実施し，面接指
導の結果に基づいて，医師の意見を聞きながら，必要な就業上の措置を講じること
が義務化された。

2 過労死対策

　平成14（2002）年に厚生労働省は「過重労働に対する健康障害防止のための総
合対策」を策定し，時間外労働の削減，年次休暇取得推進などの対策が推進されて
きた。また，平成18（2006）年からは，労働安全衛生法の改正により，月の時間
外労働が一定の基準を超えた労働者に対して，医師による面接指導を実施すること

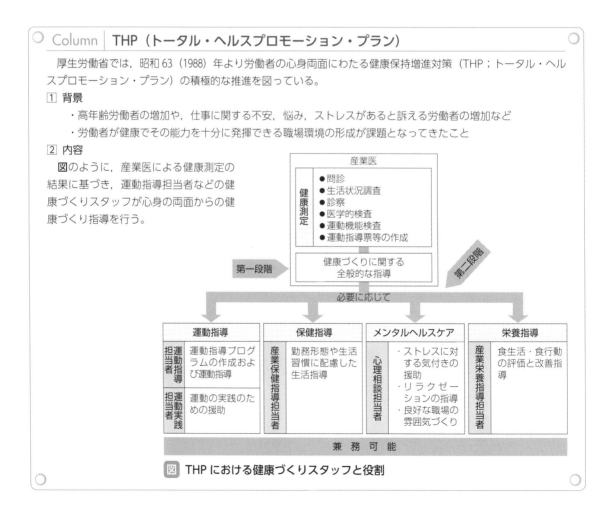

Column｜THP（トータル・ヘルスプロモーション・プラン）

　厚生労働省では，昭和63（1988）年より労働者の心身両面にわたる健康保持増進対策（THP；トータル・ヘル
スプロモーション・プラン）の積極的な推進を図っている。

1 背景
　・高年齢労働者の増加や，仕事に関する不安，悩み，ストレスがあると訴える労働者の増加など
　・労働者が健康でその能力を十分に発揮できる職場環境の形成が課題となってきたこと

2 内容
　図のように，産業医による健康測定の結果に基づき，運動指導担当者などの健康づくりスタッフが心身の両面からの健康づくり指導を行う。

図　THPにおける健康づくりスタッフと役割

が義務づけられた。さらに平成26（2014）年からは，「過労死等防止対策推進法」が施行され，対策強化が図られている。

　この法律で過労死等とは，長時間労働や業務における過重な負荷による脳血管疾患・心疾患を原因とする死亡，もしくは業務における強い心理的負荷による精神障害を原因とする自殺による死亡，またはこれらの脳血管疾患，もしくは心臓疾患，もしくは精神障害と定義されている。厚生労働省の「過労死等の労災補償状況」によると労災認定件数は年間700〜800件前後で推移しており，過重労働に対する対策が重要な課題となっている。

Ｊ　学校保健

ａ　学校保健の概要

　学校保健とは，「学校における保健教育および保健管理」をいい，主に学校教育法および学校保健安全法によって規定されている。学校安全とは，「学校における安全教育および安全管理」をいう（文部科学省設置法第4条の12）。近年の，メンタルヘルスに関する問題やアレルギー疾患を抱える児童・生徒等の増加，児童・生徒等が被害者となる事件・事故・災害等の発生，さらに，学校における食育の推進の観点から「生きた教材」としての学校給食の重要性の高まりなど，児童・生徒等の健康や安全を取り巻く状況の変化から，学校保健法は一部改正され，学校保健安全法として平成21（2009）年4月1日より施行されている。

1　目的

　児童・生徒などの健康の保持増進および安全の確保，学校教育の円滑な実施。学校保健，学校安全の対象は次世代を担う存在であることからもその役割は大きい。

2　対象

　学校教育法第1条に規定する学校に在学する幼児，児童，生徒，学生および教職員。

3　法的基盤と主な内容

　学校保健，学校安全の法的基盤と領域，具体的な活動内容を図7-10にまとめた。学校保健は大別すると，①保健教育，②保健管理に分けられる。さらに，学校給食についても理解が必要である。

ｂ　学校保健統計；身体発育，体力，健康状態

　学校保健統計調査は文部科学省が毎年行う調査で，学校での定期健康診断の結果について公表している。

1　身体発育

　児童・生徒の身長，体重の推移を図7-11に示した。

　○年齢により多少差はあるが，第二次世界大戦前から終戦直後にかけて体格が低下した。しかし，その後伸びを示し，近年は横ばいとなっている。

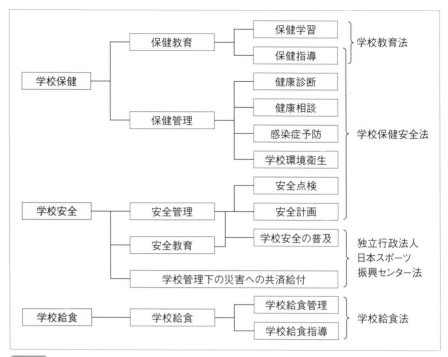

図7-10　学校保健，学校安全関係の主な内容と法的基盤

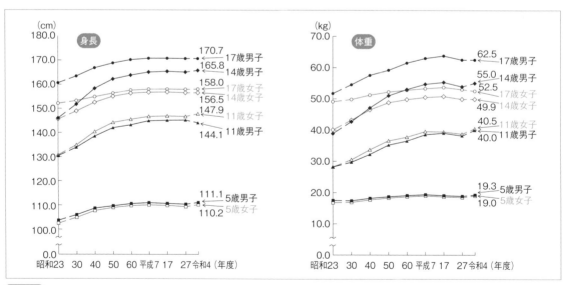

図7-11　児童・生徒の身長，体重の推移

資料）文部科学省：学校保健統計調査
注）令和4（2022）年度の数値は，調査時期が他と異なる。

○男子と女子の平均値を比べると，11 歳では女子が男子を上回っている。

② 体力

スポーツ庁では，体力・運動能力の現状を明らかにするとともに，体育・スポーツの指導などの基礎資料を得るため，体力・運動能力調査を毎年行っている。

- 傾向：男女とも 6 歳から年齢に伴い，体力水準は向上傾向を示し，男子では青少年期（6 ～ 19 歳）の後半（17 歳）にピークに，女子では青少年期の 14 歳ごろにピークに達し，その後数年間体力水準を保持する傾向を示している。
- 年次推移：ほとんどの年齢階級で，近年は横ばいまたは向上傾向の項目が多い。

③ 健康状態 ◀

◀33-17

●**死亡・負傷**　　学校管理下での死亡は 41 件であり，死因状況は突然死，全身打撲，頭部外傷などである（日本スポーツ振興センターによる令和 4 年度災害共済給付状況より）。

●**傷病**　　児童・生徒の傷病状況は，「学校保健統計調査」，「国民生活基礎調査」，「患者調査」などからわかる。

令和 4（2022）年度国民生活基礎調査の有訴者をみると，人口千対で男子（10 ～ 19 歳）112.1，女子（9 歳以下）113.1 で低い。自覚症状のある 10 ～ 14 歳の男子・女子ともに「鼻がつまる・鼻汁が出る」が最も高率で，男子 37.7，女子 27.4 であった。次に，男子は「骨折・ねんざ・脱きゅう」が 15.8，女子は「頭痛」24.7 と高かった。5 ～ 9 歳でも同様に，「鼻がつまる・鼻汁が出る」が最も高率で，男子 52.4，女子 38.4 であった。次に高率なのは男子は「せきやたんが出る」で 22.4，女子は「かゆみ（湿疹・水虫）」で 21.6 であった。

●**主な疾病異常**　　学校保健統計調査による児童・生徒の主な疾病異常の状況は**表 7-24** の通りである。被患率の傾向を次にまとめた。

○令和 4（2022）年度

- 全体の被患率：いずれの学校区分においても「むし歯（う歯）」，「裸眼視力 1.0 未満の者」が高くなっている。
- 裸眼視力 1.0 未満：中学校，高等学校では半数以上である。
- 鼻・副鼻腔疾患（蓄のう症，アレルギー性鼻炎等）：小学校，中学校で 1 割程度となっている。
- むし歯：小学校と高等学校で 4 割弱。いずれの学校区分においても前年度より低下している。
- ぜん息：高等学校を除く学校区分においても前年度より低下している。

●**肥満および痩身傾向**　　**表 7-25** に出現率を示す。

c 学校保健安全法

学校保健安全法〔昭和 33（1958）年 4 月 10 日法律第 56 号〕は，学校における児童・生徒等および職員の健康の保持増進を図るために保健管理の必要事項を定め，児童・生徒等の安全の確保を図るため，安全管理の必要事項が定められてい

表7-24 主な疾病・異常等の推移 　　　　　　　　　　　　　　　　　　　　　　　（％）

区　分	裸眼視力1.0未満の者	耳疾患	鼻・副鼻腔疾患	むし歯（う歯）	四肢の状態・せき柱・胸部・	アトピー性皮膚炎	心電図異常	たんぱく検出の者	ぜん息
幼稚園 平成20年度	26.2	2.6	3.7	53.7	(0.2)	3.2	…	0.7	2.2
令和2	27.9	2.0	2.4	30.3	0.4	1.9	…	1.0	1.6
3	24.8	2.0	3.0	26.5	0.2	1.8	…	0.7	1.5
4	25.0	2.4	3.0	24.9	0.2	1.6	…	0.9	1.1
小学校 平成20年度	28.1	5.1	12.0	65.5	(0.3)	3.6	2.5	0.7	3.9
令和2	37.5	6.1	11.0	40.2	0.9	3.2	2.5	0.9	3.3
3	36.9	6.8	11.9	39.0	0.8	3.2	2.5	0.9	3.3
4	37.9	6.6	11.4	37.0	0.8	3.1	2.6	1.0	2.9
中学校 平成20年度	51.2	3.3	11.1	58.1	(0.6)	2.8	3.2	2.4	3.1
令和2	58.3	5.0	10.2	32.2	1.7	2.9	3.3	3.3	2.6
3	60.3	4.9	10.1	30.4	1.7	3.0	3.1	2.8	2.3
4	61.2	4.8	10.7	28.2	1.5	3.0	3.2	2.9	2.2
高等学校 平成20年度	55.4	1.7	8.4	68.5	(0.5)	2.3	3.2	2.5	1.8
令和2	63.2	2.5	6.9	41.7	1.2	2.4	3.3	3.2	1.8
3	64.4	2.5	8.8	39.8	1.2	2.6	3.2	2.8	1.7
4	71.6	2.3	8.5	38.3	1.1	2.7	3.0	2.8	1.7

注）小数点以下第2位を四捨五入している。
　　心電図異常については、6歳、12歳、15歳のみ実施している。
　　せき柱・胸部・四肢の状態については、平成27年度まではせき柱・胸部のみを調査。
資料）学校保健統計調査

表7-25 肥満傾向児・痩身傾向児の出現率 　　　　　　　　　　　　　　　　　　　（％）

区　分		平成24（2012）年度				令和4（2022）年度			
		男子		女子		男子		女子	
		肥満傾向児	痩身傾向児	肥満傾向児	痩身傾向児	肥満傾向児	痩身傾向児	肥満傾向児	痩身傾向児
幼稚園	5歳	2.4	0.4	2.4	0.4	3.6	0.2	3.7	0.2
小学校	6歳	4.1	0.3	4.4	0.6	5.7	0.3	5.5	0.4
	7歳	5.6	0.5	5.2	0.6	8.0	0.4	7.2	0.5
	8歳	7.1	1.1	6.1	1.1	11.1	0.6	9.1	1.0
	9歳	9.2	1.4	7.2	1.9	13.2	1.4	9.6	1.9
	10歳	9.9	2.5	7.7	2.6	15.1	2.4	9.7	2.5
	11歳	10.0	3.4	8.6	3.1	13.9	2.9	10.5	2.4
中学校	12歳	10.7	2.4	8.6	4.2	13.3	3.2	9.5	3.9
	13歳	9.0	1.7	7.9	3.6	12.3	2.6	9.1	3.3
	14歳	8.4	1.8	7.4	3.2	11.3	2.9	7.7	3.1
高等学校	15歳	11.4	2.4	8.5	2.4	12.5	4.4	7.7	3.1
	16歳	10.3	1.9	7.7	2.1	11.1	3.7	7.0	2.9
	17歳	10.9	1.6	8.2	1.9	11.4	3.3	7.5	2.4

注）小数点以下第2位を四捨五入している。
資料）学校保健統計調査

る。そのほかについては，J-d 参照。

d 学校保健安全対策

学校保健では，大きく保健教育（保健学習等），保健管理に分けて，対策がとられている。ここでは保健管理に関する対策を中心に述べる。

1 健康診断

①就学時の健康診断は就学 4 か月前（就学に関する手続きの実施に支障がない場合は 3 か月前），②児童・生徒などの定期・臨時（定期：毎年 6 月 30 日までに実施。臨時：必要があるときに実施），③職員の定期・臨時（実施時期は毎学年定期），の健康診断が実施されている。

●**検査項目**（表 7 -26）　就学時の健康診断は学校保健安全法施行令第 2 条，児童・生徒などの定期健康診断は学校保健安全法施行規則第 6 条，職員の定期健康診断は同施行規則第 13 条に定められているので，参照されたい。

●**事後措置**　治療の勧告，指示，保健上必要な助言，疾病の予防処置など。

2 健康相談

学校保健安全法第 8 条に規定されている。児童・生徒などの心身の健康に関して，特定の教職員に限らず，関係教職員が積極的に参画する。

3 学校環境衛生

学校保健安全法第 6 条に基づき，学校における換気，採光，照明，保温，清潔保持など，「学校環境衛生基準」が定められ，平成 21（2009）年 4 月 1 日から施行されている。

4 学校給食

学校給食は，学校給食法に基づき，児童・生徒の心身の健全な発達に資し，かつ国民の食生活の改善に寄与することを目的として実施されてきた。平成 21（2009）年 4 月より，改正学校給食法が施行され，「食育の推進」，「学校給食実施基準」，「学校給食衛生管理基準」，「栄養教諭による食に関する実践的な指導」が定められた。

e 学校保健従事者◀

◀33-17

学校保健，学校安全にはさまざまな専門職種が関わっている。主なものを**表 7 -27**にまとめた。学校保健安全法（第 5 条）において学校保健計画の策定等が定められているため，学校保健委員会が組織され，各専門職種が連携し，効果的な学校保健，学校安全運営が行われている。

f 栄養教諭

近年，朝食欠食，偏食など，食生活の乱れや肥満傾向などがみられることから，学校における食育の推進が重要となり，平成 17（2005）年に**栄養教諭**制度が始まった。

栄養教諭
食に関する指導（肥満，偏食，食物アレルギーなどの児童生徒に対する個別指導。学級活動，教科，学校行事等の時間で，学級担任等と連携した集団的な食に関する指導。他の教職員や家庭・地域と連携した食に関する指導を推進するための連絡・調整）ならびに，学校給食の管理（栄養管理，衛生管理，検食，物資管理等）を職務とする。

表7-26　定期健康診断の検査項目と実施学年　　　　　　　　　　　　　　（令和5年4月現在）

項　目	検査・診察方法			発見される疾病異常	幼稚園	小1年	小2年	小3年	小4年	小5年	小6年	中1年	中2年	中3年	高1年	高2年	高3年	大学
保健調査	アンケート				○	◎	◎	◎	◎	◎	◎	◎	◎	◎	◎	◎	◎	○
身長				低身長等	◎	◎	◎	◎	◎	◎	◎	◎	◎	◎	◎	◎	◎	◎
体重					◎	◎	◎	◎	◎	◎	◎	◎	◎	◎	◎	◎	◎	◎
栄養状態				栄養不良 肥満傾向・貧血等	◎	◎	◎	◎	◎	◎	◎	◎	◎	◎	◎	◎	◎	◎
脊柱・胸郭 四肢 骨・関節				骨・関節の異常等	◎	◎	◎	◎	◎	◎	◎	◎	◎	◎	◎	◎	◎	△
視力	視力表	裸眼の者	裸眼視力	屈折異常，不同視等	◎	◎	◎	◎	◎	◎	◎	◎	◎	◎	◎	◎	◎	△
		眼鏡等をしている者	矯正視力		◎	◎	◎	◎	◎	◎	◎	◎	◎	◎	◎	◎	◎	△
			裸眼視力		△	△	△	△	△	△	△	△	△	△	△	△	△	△
聴力	オージオメータ			聴力障害	◎	◎	◎	◎	△	◎	△	◎	△	◎	◎	△	◎	△
眼の疾病および異常				感染性疾患，その他の外眼部疾患，眼位等	◎	◎	◎	◎	◎	◎	◎	◎	◎	◎	◎	◎	◎	◎
耳鼻咽喉頭疾患				耳疾患，鼻・副鼻腔疾患，口腔咽喉頭疾患 音声言語異常等	◎	◎	◎	◎	◎	◎	◎	◎	◎	◎	◎	◎	◎	◎
皮膚疾患				感染性皮膚疾患 湿疹等	◎	◎	◎	◎	◎	◎	◎	◎	◎	◎	◎	◎	◎	◎
歯及び口腔の疾患および異常				むし歯，歯周疾患 歯列・咬合の異常 顎関節症症状・発音障害	◎	◎	◎	◎	◎	◎	◎	◎	◎	◎	◎	◎	◎	△
結核	問診・学校医による診察			結核		◎	◎	◎	◎	◎	◎	◎	◎	◎				
	エックス線撮影														◎			◎ 1学年(入学時)
	エックス線撮影 ツベルクリン反応検査 喀痰検査等					○	○	○	○	○	○	○	○	○				
	エックス線撮影 喀痰検査・聴診・打診等														○			○
心臓の疾患および異常	臨床医学的検査 その他の検査			心臓の疾病 心臓の異常	◎	◎	◎	◎	◎	◎	◎	◎	◎	◎	◎	◎	◎	◎
	心電図検査				△	◎	△	△	△	△	△	◎	△	△	◎	△	△	△
尿	試験紙法	蛋白等		腎臓の疾患	◎	○	○	○	○	○	○	○	○	○	○	○	○	△
		糖		糖尿病	△	○	○	○	○	○	○	○	○	○	○	○	○	△
その他の疾患および異常	臨床医学的検査 その他の検査			結核疾患，心臓疾患 腎臓疾患，ヘルニア 言語障害，精神障害 骨・関節の異常 四肢運動障害	◎	◎	◎	◎	◎	◎	◎	◎	◎	◎	◎	◎	◎	◎

注）◎はほぼ全員に実施されるもの，○は必要時または必要者に実施されるもの，△は検査項目から除くことができるもの
資料）厚生労働統計協会編：国民衛生の動向 2023/2024

表7-27 学校保健，学校安全に関わる主な職員など

主な職員	主な職務
学校の設置者	①臨時休業の決定（感染症の予防上必要な場合）　②学校医の任命 ③職員の健康診断の実施および保健所との連絡
学校長	＊学校保健の総括責任者である。 ①学校保健計画および学校安全計画の決定，学校環境の安全の確保 ②健康診断の実施　③感染症，その疑いのある児童等の出席停止
保健主事	＊学校保健総括責任者である校長の補佐的役割。教諭，養護教諭の中から任命される。 ①学校保健と学校教育全体の調整 ②学校保健計画および学校安全計画の立案 ③健康相談　④保健指導
養護教諭	＊学校保健の専門職員である。 ①学校保健計画および学校安全計画の立案，運営への参加 ②健康相談　③保健指導　④保健室の運営　⑤救急看護
学校医	①学校保健計画および学校安全計画の立案 ②学校環境衛生の維持および改善に関する指導と助言 ③健康相談　④保健指導　⑤健康診断　⑥疾病予防処置 ⑦感染症・食中毒予防処置　⑧救急処置（校長の求めに応じて） ⑨保健管理に関する専門事項の指導
学校歯科医，学校薬剤師	①学校保健計画および学校安全計画の立案　②健康相談 ③保健指導　④歯の健康診断（歯科医） ⑤専門領域に応じた指導や助言など
学校給食栄養管理者	栄養教諭・栄養士：学校給食を活用した食に関する実践的な指導

g 学校感染症

　学校は多くの児童・生徒が集団で生活するため，感染症が広がりやすい。そこで，学校において特に予防すべき感染症について3種類に分類されている（**表7-28**）。第一種は，感染症法の1類と2類（結核は除く）感染症，第二種は飛沫感染し，学校において流行を広げる可能性が高い感染症，第三種では上記以外で流行を広げる可能性のある感染症がそれぞれ分類されている。学校保健安全法で，これら感染症の予防のため以下に挙げる対策が定められている。

1 感染症予防

　①出席停止（**表7-28**）：感染症にかかっている者，その疑いのある者およびかかるおそれのある者の出席を，校長は停止させることができる。

　②臨時休業：感染症の予防上必要があるときは，学校の設置者は，臨時に学校の全部または一部の休業を行うことができる。

　③文部科学省令への委任：感染症予防に関する法律のほか，学校における予防については，文部科学省令で定めている。

　また，校長は，必要と認めるときは，消毒その他の適当な処置をし，第一種または二種の感染症が発生したときは，その状況により適当な清潔方法を行うものとされている。

表7-28　感染症にかかっている者についての出席停止の基準 （令和5年5月改正）

感染症の種類		出席停止の期間の基準
第一種*	・エボラ出血熱　・ラッサ熱 ・クリミア・コンゴ出血熱　・急性灰白髄炎 ・痘そう　・ジフテリア ・南米出血熱　・重症急性呼吸器症候群[*2] ・ペスト　・中東呼吸器症候群[*3] ・マールブルグ病　・特定鳥インフルエンザ[*4]	治癒するまで
第二種	・インフルエンザ（特定鳥インフルエンザおよび新型インフルエンザ等感染症を除く）	発症した後5日を経過し，かつ解熱後2日（幼児では3日）を経過するまで
	・百日咳	特有の咳が消失するまで，または5日間の適正な抗菌性物質製剤による治療が終了するまで
	・麻しん	解熱後3日を経過するまで
	・流行性耳下腺炎	耳下腺，顎下腺または舌下腺の腫脹が発現した後5日を経過し，かつ全身状態が良好になるまで
	・風しん	発しんが消失するまで
	・水痘	すべての発しんが痂皮化するまで
	・咽頭結膜熱	主要症状が消退した後2日を経過するまで
	・新型コロナウイルス感染症[*5]	発症した後5日を経過し，かつ，症状が軽快した後1日を経過するまで
	・結核 ・髄膜炎菌性髄膜炎	病状により学校医その他の医師において感染のおそれがないと認めるまで
第三種	・コレラ　・パラチフス ・細菌性赤痢　・流行性角結膜炎 ・腸管出血性大腸菌感染症　・急性出血性結膜炎 ・腸チフス　・その他の感染症	病状により学校医その他の医師において感染のおそれがないと認めるまで

注）　*　感染症の予防及び感染症の患者に対する医療に関する法律6条7項から9項までに規定する新型インフルエンザ等感染症，指定感染症および新感染症は，第一種の感染症とみなす。
　　[*2] 病原体がベータコロナウイルス属SARSコロナウイルスであるものに限る。
　　[*3] 病原体がベータコロナウイルス属MERSコロナウイルスであるものに限る。
　　[*4] 感染症の予防及び感染症の患者に対する医療に関する法律6条3項6号に規定する特定鳥インフルエンザをいう。なお，現時点で病原体の血清亜型はH5N1およびH7N9
　　[*5] 病原体がベータコロナウイルス（令和2年1月に，中華人民共和国から世界保健機関に対して，人に感染する能力を有することが新たに報告されたものに限る）であるものに限る
資料）厚生労働統計協会：国民衛生の動向2023/2024

Ⓚ　国際保健

　先進国としての国際社会における責務や，保健・衛生分野における国際的視野，地球規模での取り組みの必要性などから，国際協力の重要性がさらに高まっている。

ⓐ 地球規模の健康問題

　地球規模で人々の健康問題をとらえると，途上国では，感染症の蔓延，乳児および妊産婦死亡率が高いなどの問題を有している一方で，先進国では肥満や生活習慣を背景とした慢性疾患が死因の上位を占め，途上国と先進国でそれぞれ異なる課題を抱えている。とりわけ，アフリカ地域における貧困，食料不足による低栄養，保健医療サービスの不足などを背景とした平均寿命の低さは，その他の地域と比較し

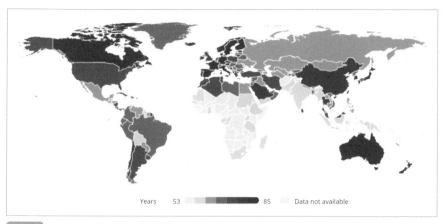

図7-12 世界各地域の平均寿命（2021）
資料）世界銀行：Gender data portal

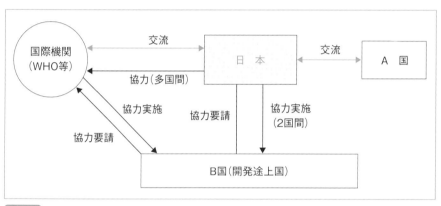

図7-13 国際協力の仕組み
資料）厚生労働統計協会：国民衛生の動向 2023/2024

て際立っている（**図7-12**）。また，近年，途上国では，都市部で肥満や生活習慣病の増加，先進国においては，貧困による健康格差が顕在化しており，WHOはじめ関係機関，関係各国と共同して対策をとっていくことが求められている。

b 国際協力

1 国際協力の仕組み

国際協力（広義）は，次の2つに大別される。さらに，それぞれ①多国間交流・協力（通称「マルチ」）と，②2国間交流・協力（通称「バイ」）に細分される（図 7-13，7-14）。

・国際交流：行政上の調整，技術・情報の交換，人的交流などを行って自国の向上を図ることを主眼とするもの。

・国際協力（狭義）：自国の有する人的・物的・技術的資源を提供し，対象国の向上を図ることを主眼とするもの。

2 国際交流の現状

●**多国間交流**　　国際連合（UN），世界保健機関（WHO），国際がん研究機関

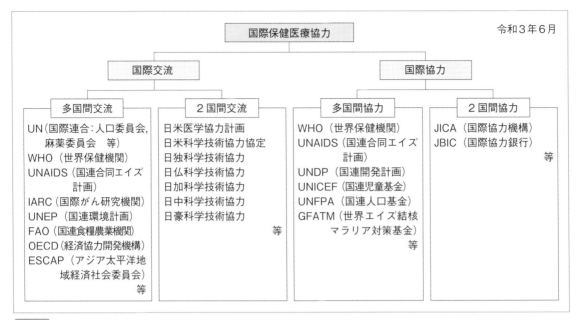

図7-14 国際保健医療協力の状況
資料）厚生労働統計協会：国民衛生の動向 2023/2024

（IARC），国連合同エイズ計画（UNAIDS）などの機関を通じての資料の入手・提供や，セミナー，会議などでの意見交換を行っている。

● **2国間交流**　日本は，アメリカ，ドイツ，フランス，中国などと研究協力や技術協力，専門家交流などを行っている。

③　国際協力の現状

● **2国間経済協力**　先進諸国は，開発途上国の自助努力の支援，経済・社会の発展，国民福祉の向上と民生の安定に寄与するためとして，資本の補完や技術支援などにより開発協力を行っている。その資金は大きく次の3つによる。

①政府開発援助（ODA）　②その他の政府資金（OOF）　③民間資金（PF）

また，経済協力は大きく次の3つに分けられる。

①無償資金協力　②有償資金協力　③技術協力

主な内容を**表7-29**にまとめた。

● **国際機関への協力**　次のような取り組みを通じ，保健医療協力に寄与している。

・WHOの総予算額の約9％を負担（2022年）

・専門家の派遣，技術提供

・**国際協力機構（JICA）**による協力

● **国際保健協力の体制整備**　保健医療科学院における国際協力室の設置，国立国際医療センター国際医療協力局での専門家派遣，外国人研修，研究など。

C 持続可能な開発目標（SDGs）

国連による具体的な公衆衛生計画として，2000年の国連総会においてミレニア

政府開発援助（ODA）
開発途上地域の開発を目的とする政府および政府関係機関による国際協力活動のための公的資金の援助や技術協力。開発途上国を直接支援する二国間援助と，国際機関を通して支援する多国間援助がある。

国際協力機構（JICA）
日本の政府開発援助（ODA）によって運営される機関。開発途上国へのさまざまな技術協力（専門家派遣など）や無償資金協力を行っている。保健医療面においても，感染症対策，公衆衛生，地域保健などについて協力を行っている。

表7-29 経済協力の主な内容

無償資金協力	開発途上国に返済義務を課さずに資金を供与する援助形態 ●一般プロジェクト無償（保健医療協力も含む），食糧援助など ●病院，看護学校，水道などの施設建設，医療資機材の整備など
有償資金協力	国際協力機構（JICA）により病院や水道などの施設建設などに対して資金を貸し付けるもの
技術協力	政府ベースの国際医療協力 ●国際協力機構（JICA）を中心に専門家派遣，研修生受け入れ，機材供与が行われている。
	民間ベースの国際医療協力 ●国際医療団，国際看護交流協会など多くの民間国際保健協力団体が活動している（p. 173, Column 参照）

ム開発目標（MDGs）が示され，2015 年を目途とし，貧困削減，教育，ジェンダー（女性の地位向上），保健医療，環境など8項目の達成目標が掲げられ，栄養改善も含めた対策が世界で行われてきた。ミレニアム開発目標の後継として，持続可能な開発のための 2030 アジェンダが 2015 年の国連サミットで採択された。2016 年から 2030 年までの国際目標であり，貧困を撲滅し，持続可能な世界を実現するために, 17 のゴールならびに 169 のターゲットからなる持続可能な開発目標（SDGs; sustainable development goals）を掲げている。

　このうち，ゴール2の飢餓の撲滅に関連することとして，2021 年 12 月に，日本政府の主催で東京栄養サミット 2021 が開催され，東京栄養宣言（グローバルな成長のための栄養に関する東京コンパクト）が発信された。

d　ユニバーサル・ヘルス・カバレッジ（UHC）

　保健・医療システムは，国によって大きく異なる。特に開発途上国では，財政，人，技術，インフラといった面で資源が乏しく，最低限の保健・医療サービスを受けることのできない人々も数多く存在する。すべての人が，適切な健康増進・予防・治療・機能回復に関する基礎的なサービスを，必要なときに支払い可能な費用で受けることができる状態をユニバーサル・ヘルス・カバレッジ（UHC；universal health coverage）といい，SDGs のターゲットの1つとして位置づけられ，現在，国際社会の中で低所得国においても実現できるよう検討が進められている。

e　国際機関：世界保健機関（WHO），国連食糧農業機関（FAO），コーデックス委員会（CAC）

1　世界保健機関（WHO）

●概要

　○国際連合の保健衛生に関する専門機関。1948 年 4 月 7 日に発足（4 月 7 日は世界保健デーとなっている）。

　○世界の保健医療水準の向上を目的としている。

○本部はスイスのジュネーブ。6つの地域事務局をもち，日本は西太平洋地域（事務局：マニラ）に属する。

○事業を技術的に妥当で最新のものとするため，全世界の最高権威の専門家が参加する専門家諮問部会，専門家委員会が設けられている。

●**活動内容**　　世界にはいまだ貧困，飢餓，疾病が存在しており，世界人口の半分以上は適切な保健医療サービスの恩恵を受けていないという。WHOでは，感染症対策，衛生統計，基準づくり，技術協力，研究開発などの活動を実施している。例を以下に示した。

・予防接種拡大計画（EPI）：1歳未満の乳児に麻疹・ジフテリア・百日咳・破傷風・ポリオ・結核の6疾患の予防接種を行う事業→2001年には日本を含む西太平洋地域においてポリオの根絶が確認された。

・国連合同エイズ計画（UNAIDS）によるエイズ対策

・たばこ対策

・プライマリヘルスケア（p.4，1-B-d参照）などの健康対策

2　国連食糧農業機関（FAO）

●**概要**

・国際連合の食糧・農業に関する専門機関。1945年に発足。本部はイタリアのローマ

・目的：人類の栄養や生活水準の向上，食糧・農産物の生産，流通の促進，農民の生活の改善により，世界経済に寄与し，人類を飢餓から解放すること

●**活動内容**

・農地，水などの開発，技術援助，助言

・農林水産業にかかわる経済・社会政策提言

・干ばつや水害などによる食糧や農業の緊急事態への救済措置

・公正な食品取引，食品規格に関すること（食品規格委員会をWHOと合同で設置）

・世界食糧サミットの開催

　　→1996年「世界食糧安全保障に関するローマ宣言」（2015年までに栄養不足人口を半減させることを目標とし，達成した。）

3　コーデックス委員会（CAC）

●**概要**　　消費者の健康保護と食品の公正な貿易の確保を目的に，FAOとWHOにより設置された合同・食品規格委員会。1963年発足。本部はイタリアのローマ。CACの下に，計29部会（休会中の部会も含む）が設けられており，部会は，加盟国の中から選ばれたホスト国が運営しており，会議は通常ホスト国で開催されている。

●**活動内容**

主な活動内容は

・消費者の健康を保護し，食品貿易の公正な実施を確保

・国際的な政府間機関および非政府機関が行うすべての食品規格に関する業務の

・調整を促進

・適切な組織の援助による，規格草案の優先順位の決定と作成の着手および指導などである。

▶ その他の国際機関

1　国連児童基金（UNICEF）

●概要

・国際連合の専門機関（国連児童基金，ユニセフ）。主に子どもの保健・衛生，栄養，教育に関する人道援助や開発援助を行う。1946 年発足。本部はニューヨーク

・女性の生活改善や教育，ジェンダー，水と衛生の問題などにも取り組んでいる

●活動内容

・栄養プログラムの実施（栄養教育，母乳保育の推進など）

・予防接種，医療の普及（ワクチンや必須医薬品の供与）

・女性の健康問題対策，地位向上（妊娠女性の健康管理，職業訓練など）

・エイズ対策（特に母子感染やエイズ孤児の問題）

・「児童の権利に関する条約（子どもの権利条約)」を 1989 年国連総会にて採択

　→子どもの基本的人権の保障を定めたもの

　　　生存，保護，発達，参加といった包括的権利を子どもに保障（性的搾取からの保護，情報へのアクセス権などが含まれている）

> **ジェンダー**
> 歴史的・文化的・社会的に形成された男女差（性別）のこと。生物学的な性別である「セックス」とは区別される。

2　国際労働機関（ILO）

●概要　　国際連合の労働衛生に関する専門機関（1919 年より）で，現在 187 か国が加盟している（2019 年 3 月現在）。本部はスイスのジュネーブである。

●活動内容

・労働条件の改善，生活水準の向上，雇用機会の均等，社会保障の実現などのための国際的な政策・計画の策定

・国際的な労働基準を設定する条約や勧告の採択

・調査研究，訓練，教育活動

3　経済協力開発機構（OECD）

●概要　　パリに本部を置く国際機関。先進国間の交流を通じて，経済成長，貿易自由化，途上国支援に貢献することを目的としている。日本は 1964 年に加盟。

○　Column ┃ **NGO，NPO の役割**

　NGO (Non-governmental Organization；非政府組織) や NPO (Non-profit Organization；民間非営利組織)による活動は，政府の行う開発援助に比べ，住民に密着した草の根レベルの活動が展開しやすいことや，外交上の問題から政府により援助が行われていない地域への援助が行われるなど，その役割は大きい。

問題　次の記述について○か×かを答えよ

国民医療費 ....
1 総額は，年間 50 兆円を超えている。
2 介護保険に基づく費用も含まれる。
3 65 歳以上の医療費が約 6 割を占めている。
4 国民健康保険の被保険者の自己負担額は，原則 2 割である。
5 傷病分類別一般診療医療費で最も大きいのは，循環器系疾患である。

地域保健 ....
6 保健所に関する基本的事項は，健康増進法によって定められている。
7 保健所は，市町村ごとに設置されている。
8 市町村保健センターの所長は，医師である必要はない。
9 保健所は，身近で利用頻度の高い保健サービスを提供するところである。
10 市町村保健センターは，地域保健に関する広域的，専門的かつ技術的拠点である。

母子保健 ....
11 妊娠の届出は，診断書が必要である。
12 養育医療の実施主体は，保健所である。
13 低出生体重児の届出先は，市町村である。
14 わが国の乳児死亡率は，欧米と比べて高い。
15 周産期死亡の計算には，新生児死亡数が必要である。

介護保険 ....
16 財源は，保険料と自己負担分のみである。
17 要支援者も施設サービスが受けられる。
18 加入者数は，2 号被保険者より 1 号被保険者の方が多い。
19 要支援者は特定高齢者として予防給付が行われる。
20 地域包括支援センターは，高齢者虐待の通報先である。

産業保健 ....
21 労働者は，特殊健康診断を受診すれば一般健康診断は受診しなくてよい。
22 事業者は，快適な職場環境の形成を促進するよう努めなければならない。
23 労働者災害補償保険の対象には，通勤時の事故による労働者の負傷や死亡は含まない。
24 職場の喫煙対策の実施は，労働基準法に明記されている。
25 常時 300 人以上の労働者を使用する事業場は，専属の産業医を置かなければならない。

学校保健安全法 ....
26 学校プールの水質検査は，学校医が実施する。
27 学校の職員の健康診断を実施する。
28 就学時健康診断は，都道府県教育委員会が行う。
29 養護教諭の職務について規定されている。
30 学校感染症による出席停止の決定は，学校医の職務である。

1　×　令和元年度は 44 兆 3895 億円である。
2　×　含まれない。
3　○
4　×　3 割負担である。
5　○

6　×　地域保健法によって定められている。
7　×　保健所は，二次医療圏を基に広域市町村ごとに設置されている。
8　○
9　×　保健所は，地域保健に関する広域的，専門的かつ技術的拠点である。
10　×　市町村保健センターは，身近で利用頻度の高い対人保健サービスの拠点である。

11　×　医師の診断書は必要ない。
12　×　実施主体は市町村である。
13　○
14　×　わが国の乳児死亡率は欧米と比べて低率である。
15　×　早期新生児死亡数が必要である。

16　×　保険料と自己負担分の他，税金が充てられている。
17　×　要支援者は，施設サービスを受けられない。
18　×　1 号被保険者約 3579 万人，2 号被保険者約 4190 万人で，2 号被保険者の方が多い（令和 2 年度）。
19　×　特定高齢者は，近い将来，要支援または要介護になる恐れがある 65 歳以上の高齢者。
20　○

21　×　一般健康診断も受診しなければならない。
22　○
23　×　通勤時の事故による労働者の負傷や死亡も含む。
24　×　労働安全衛生法第 68 条の 2 に明記されている。
25　×　有害業務事業所は 500 人以上，一般業務事業場は 1,000 人以上の規模で 1 人以上の専属産業医を選任しなければならない。

26　×　学校プールの水質検査は，学校薬剤師が実施する。
27　○
28　×　市町村教育委員会である。
29　×　学校教育法である。
30　×　学校長である。

URL https://daiichi-shuppan.co.jp

上記の弊社ホームページにアクセスしてください。

＊訂正・正誤等の追加情報をご覧いただけます。

＊書籍の内容、お気づきの点、出版案内等に関する
お問い合わせは「ご意見・お問い合わせ」専用フォーム
よりご送信ください。

＊書籍のご注文も承ります。

＊書籍のデザイン、価格等は、予告なく変更される場合
がございます。ご了承ください。

- サクセス管理栄養士・栄養士養成講座 -

公衆衛生学・健康管理概論 ［社会・環境と健康］

| 平成23(2011)年 5 月20日 | 初 版 第 1 刷 発 行 |
| 令和 6 (2024)年 3 月29日 | 第13版第1刷発行 |

著　者	武　山　英　麿
	伊　藤　央　奈
発 行 者	井　上　由　香
発 行 所	第 一 出 版 株 式 会 社
	〒105-0004　東京都港区新橋5-13-5 新橋MCVビル7階
	電話 (03)5473-3100　FAX (03)5473-3166
印刷・製本	広　研　印　刷

※ 著者の了解により検印は省略
定価は表紙に表示してあります。乱丁・落丁本は、お取替えいたします。